JN063542

内なる野生が目覚める

至福のちつケア

ヴァージナル・セルフケア創始者
咲杖 尚伽 著

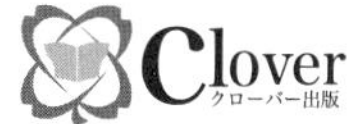

はじめに

私は今、64歳。

人生１００年時代といわれますが、こんなに長生きするようになったのは、ここ１００年ほど。明治時代の日本女性の平均寿命が40代だったことを考えると、私たちの体の「保証期間」はせいぜい50年ほどなのではないでしょうか。

本来の使用期間を過ぎた人生の後半は、何もしなければ体は、当然ながら衰えていきます。

でも、上手にメンテナンスしさえすれば、心身ともに性能を保つことができる！

そのために私が提案したいのが、「ヴァージナル・セルフケア」です。

毎日のケアで目指すのは「自ら健康に美しくなる力」を引き出すこと。

すべての女性は、それを叶える最高の器を持って生まれてきています。

女性にとって人生の後半は、自分のために生きられる時間でもあります。

家族のため、子どものため、仕事のため……と、誰かのためにがんばらなければならなかった時期から、自分とじっくり向き合い、本当の望みを叶えていくステージへ。

昔なら、終わりを迎えた人生を、もう一度過去の経験を生かして、チャレンジできる！　なんて素敵なことでしょう！


でもそのためには、絶対に必要なことがあります。

それは、まだまだ長い人生のロードを快適に走る体と、楽しめる心を持ち続けること。

これは一夜漬けでつくることはできません。

まずは「自分を愛するという選択」をして、毎日ほんの少しの時間を、自分のために使うことから始めましょう。
コツコツ積み上げていくケアは、必ずやあなたの未来を変えていきます。

この本には、人生の折り返し地点で色々なものを手放してしまった経験から「ヴァージナル・セルフケア」にたどり着くまでのヒストリーも書かれています。
今なら、すべてが必要な経験だったのだと、自分の人生を愛しく思います。

私自身のこれまでの歩みと、そして「ヴァージナル・セルフケア」が、あなたの輝ける人生の扉を開くきっかけになれたら、こんなに嬉しいことはありません。

咲杖尚伽

目次

第3章 自分の体に関する女性の知識は勘違いだらけ

第4章 ヴァージナル・セルフケアを始めましょう

ヴァージナル・セルフケアが教えてくれた25のワード

ヴァージナル・セルフケア。それはあなたのこの先の人生を、充実したものにするために欠かせない、自分を愛するためのケアです。ヴァージナル・セルフケアがもたらしてくれるさまざまな美点を、25の言葉に乗せてご紹介します。

Chapter 1

ヴァージナル・セルフケアの3ステップ

ヴァージナル・セルフケアは、
美しく健康にそしてイキイキと人生を謳歌したい
すべての女性のためのケア。
毎日、繰り返すだけで、
体も心も確実に変わっていきます。

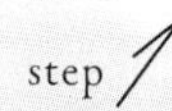

step 1 入浴

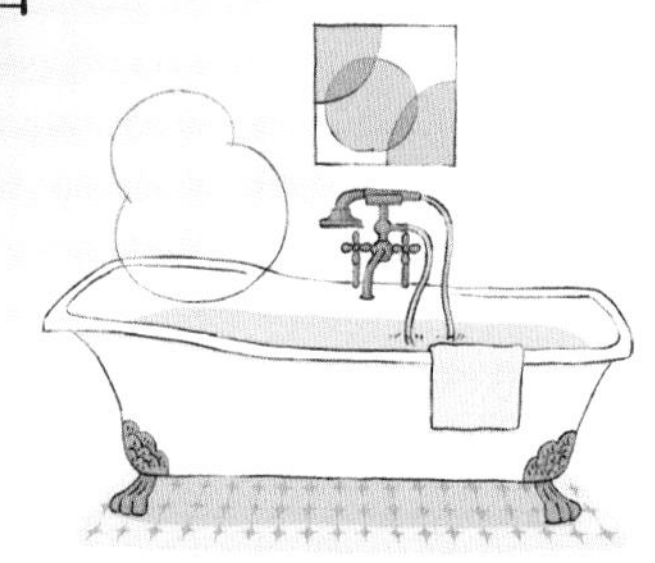

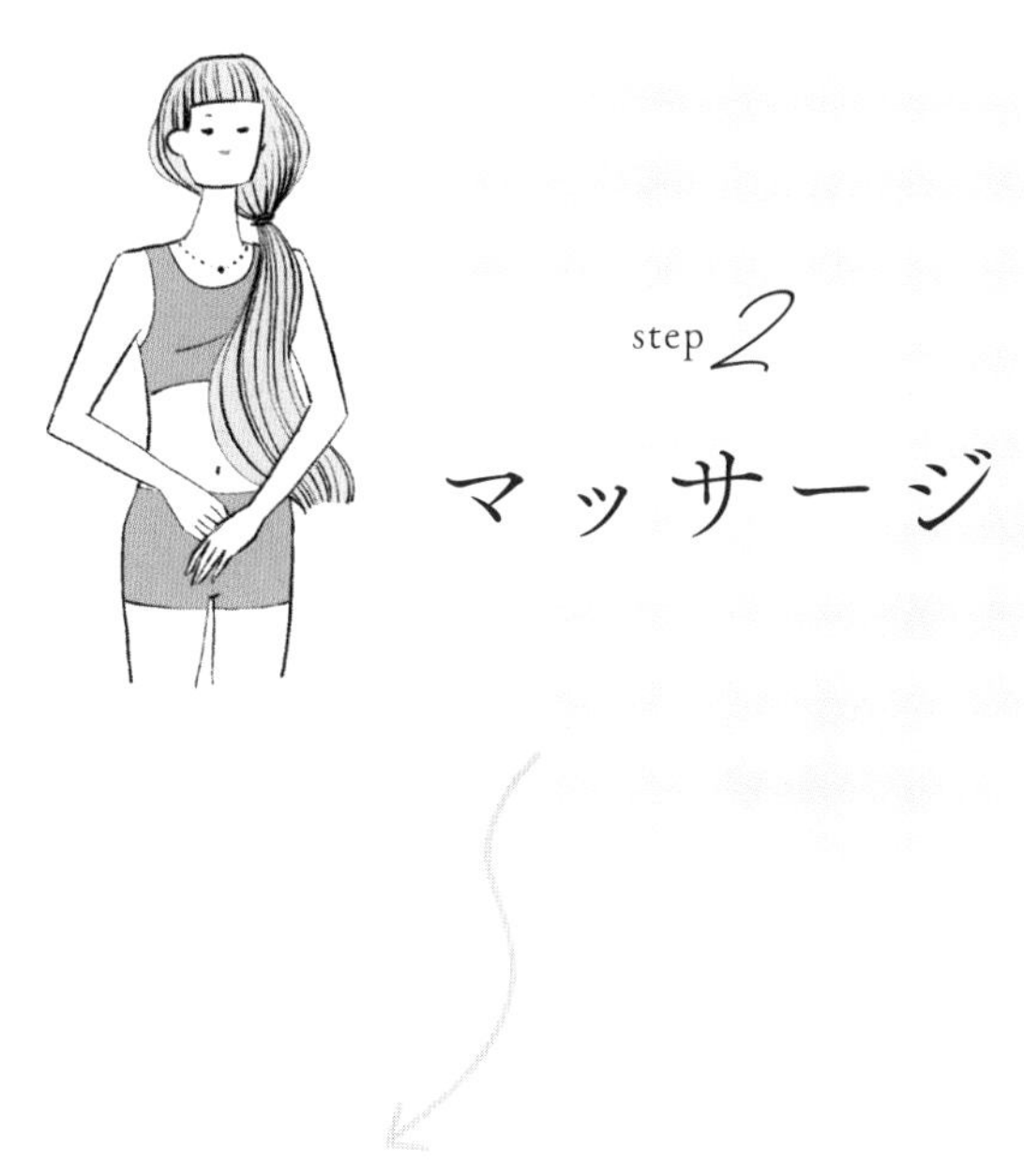

step 2

マッサージ

step 3

睡眠

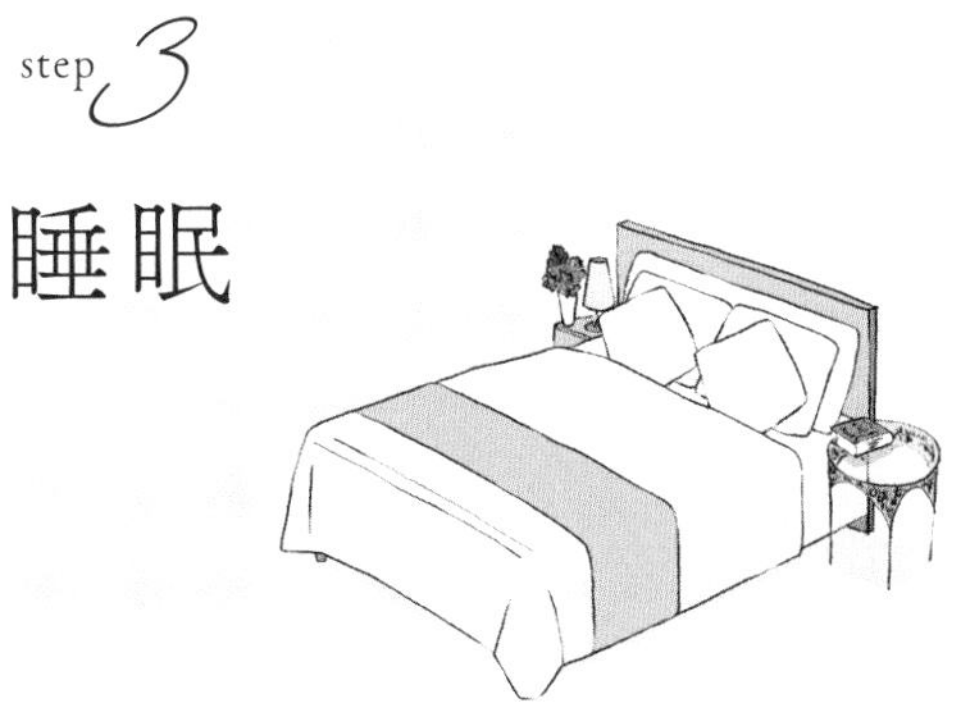

※ヴァージナル・セルフケアのくわしい手順は P140 ～参照。

クラシックカーで走り続けるためにはメンテナンスが必要。

明治時代、日本女性の平均寿命は約45歳でした。ほんの少し前までは、せいぜいそこまでの寿命だったわけです。それが今では90歳近くまでに。わずか120年ほどの間に、寿命が約2倍になり、もはや人生100年時代と言われています。ですが、生活の変化や医療の進歩で寿命が延びたとはいっても、体の構造そのものがそんな短期間に、2倍生きられる仕様に変わったわけではありません。

今の日本女性にとって45歳は、寿命ではなく人生の折り返し地点。

後ほど説明しますが、45歳からはエストロゲンというガソリン供給は減り始め、55歳では、卵巣から分泌されるエストロゲンは限りなくゼロに近づきます。

寿命が倍になったと聞けば、若い時間が延びた！　そう思いたいところですが、いえいえ、**車にたとえるなら、本来廃車にすべき車体で、折り返し地点までと同じ距離を走るということ。人生の後半は、マラソンで言うなら復路で、そんな体を使って走り続ける過酷なレースになる**ということなのです。

クラシックカーには、あれこれ手入れが欠かせないでしょう？　何十年も乗り続けることを考えてつくられていないため、古くなれば当然、故障や経年劣化が見られるようになるから。人の体だって、それと同じ。美しく、スムーズに動く状態をキープしたいなら、日々のメンテナンスが必要なんです。

人生後半は、人生を楽しめる体と心を持てるかどうか！　億万長者でもベッドで寝たきり、自販機のジュースを飲むことさえ許されない暮らしと、多少狭い部屋でも、好きな人たちと談笑しながら食事を楽しむ暮らし……さあ、あなたはどちらを選びますか？

長い人生を楽しむ体と心を持ち続ける、まずはその決意をすることです。そのためには、日々のメンテナンスが必要なのは理解できますよね。毎日がとても忙しく、でも美しく生きることを諦めない現代女性にとって、簡単で最も効果的なメンテナンス方法、それがヴァージナル・セルフケアです。

野生の力を呼び起こして美しくなる。

肌荒れも、ボディラインの変化も、髪のパサつきも、疲れやすいのも年のせい。もう若くないんだから、しかたがない。多くの女性が、口にする言葉です。でも、それってホント？　年齢を重ねたら、美しさや元気は失われてしまうものなの……？

切り傷に絆創膏を貼っておくと、数日で治るのはなぜでしょう？　絆創膏のおかげ、と思ってしまいがちだけれど、実はそうじゃない。絆創膏のおもな役割は、傷口を保護するなどして「治りやすい環境」をつくること。傷を治しているのは、自分自身、自分の内なるパワーなのです。

人の体には、不調を治す自然治癒力が備わっています。

体内に入ってきた菌やウイルスを撃退したり傷んだ細胞を修復したり……**体は常に正常な状態へ戻ろうとしているのです。時計でたとえるなら、正常な状態は12時。この力を侮ってはいけません。**

調子が良くないからと薬に頼りすぎる、過度なストレスや食生活の乱れ、睡眠不足では、時計の針はぼんやりと3時や9時を指したままに。

真っ直ぐ12時に、バネのようにえいっ！ と戻す力は、本来備わっているのです！ だから頭でっかちになって無理やりコントロールする方法は、長い目で見たら、マイナス。**私たちが生まれながらにして持っている、自ら美しくなる力を研ぎ澄ますこと。その内なる野生の力を呼び起こす方法、それがヴァージナル・セルフケアです。**

美しくなる力を活性化させるのはあなたのWill（意志）。

筋トレをする時のポイントのひとつが、どこをきたえているのかを意識すること。ただなんとなく体を動かすのではなく、筋肉の伸び縮みなどを感じながら行うことが大切だと言われています。

その理由は、「ぽっこりおなか、引っ込め！」とおなかに集中しながらエクササイズをすれば、自然にきたえるべきところに力が入るから。筋肉の構造などに関する知識がなくても、自分の「思い」に体が自然に反応するんです。

つまり**同じエクササイズでも、「Will（意志）」が伴うかどうかで結果が変わってくると**

いうこと。心と体は、細胞レベルでつながっているわけです。

美しくなるための取り組みにも、もちろんWillが重要。毎日のヴァージナル・セルフケアの効果を高めるのも、「自分が目指す自分」をイメージすることがとても大事です。美しくなりたい、というWillを持てば、体は美しくなる方向に反応。もっとウキウキしたい、というWillを持てば、体はウキウキする方向へと無意識に準備を開始するんです。

こうありたい自分をイメージしながらセルフケアを行うのが効果を上げる最大のコツ！

意志を伴わないケアは、薄い皮膚表面のケアにとどまるだけ。それはまるで、靴やバッグにクリームを塗るお手入れのようなものです。

あなたの意志こそが、美しさをつくることを、忘れないで！

将来のためにがまんする貯金は続かない。「今」を楽しみながら将来に備える。

老後の生活に不安を覚えた時、だれもが考えるのが節約すること。スーパーでは特売の野菜を買って、新しい服もがまんして、友だちからの食事の誘いも断って……。必要最低限のものしか買わない生活をすれば、間違いなく浪費するよりはお金はたまります。でも、こんな生活をずっと続けられますか？　私だったら数カ月でがまんの限界に達し、ストレス解消のために何かしでかしそうです（笑）。

将来に備えるのは大切だけれど、そのために「今」を犠牲にするのはよい方法とは言えません。長く続けるためには、今を楽しむこともできなければ！

ヴァージナル・セルフケアは、毎日のマッサージと質のよい眠り、生活習慣の改善などによって、「未来」を変えるケアです。でも同時に、「今」の自分をいたわるケアでもあります。

仕事や家事を終えたら、お風呂に入ってリラックス。その後のマッサージは、一日がんばった自分に「お疲れさま」と伝えるためのものです。心と体をゆるめてほっと一息つくことができる心地よさがあるから、「明日もやろう」と思える。そして、**心地よい一日を積み重ねた先にハッピーな未来が待っています。**

一日のスタートは朝じゃない。よい一日は夜から始まる。

「一日の始まり」はいつでしょう？

朝？　普通はそうですよね。ですが私の考える正解は、夜。

子どもの頃のことを思い出してみてください。朝、目が覚めると同時に、「今日は何をして遊ぼうか」とワクワクしませんでしたか？　元気よく飛び起きていませんでしたか？

でもいつの間にか、そんな目覚めは減っていくもの。大人になると、目が覚めても「あと五分……」と布団にもぐり込みたくなる日が増えてしまいます。

目覚めた瞬間の心の状態を左右しているのは、何を思って眠りに落ちていくか……実はこれが大きく関係しているんです。

そんなことって⁉ と思われるかもしれませんが、たとえば愛する人と、笑っちゃうピロートークをして眠りに落ちると、目覚めた時も笑顔に。その逆に、嫌なことを思いながら眠りに落ちると、朝起きてもなぜかザワザワとする。

みなさんも、心当たりはありませんか？

大切なのは「風と共に去りぬ」のスカーレット・オハラのように、**今日がどんな一日であっても、tomorrow is another day……明日というのはだれにとっても未知なるもの。明日をどんな一日にするかは、自分次第。**前日の出来事を引きずって暗い朝を迎えるか、立ち向かえる勇気を持てる朝を迎えるかは、眠りで大きく左右されます。したがって、一日のスタートは夜にあるということです。

肩が凝るなら腟まわりも凝る。足が冷えるなら腟まわりも冷える。

血液のおもな役割は、細胞に酸素や栄養、体内でつくられた熱を届け、二酸化炭素や老廃物を回収すること。多くの女性を悩ませている肩こりや冷え性は、血行が滞ることが原因のひとつです。

座っている時間が長い現代の生活では、骨盤まわりの血行も滞りやすくなっています。また、足を組むくせなどがあると骨盤がゆがみ、さらに血行が悪くなります。肩こりや足の冷えのように意識することはなくても、腟まわりもカチカチにかたまり、冷えきっている人が少なくないんです。

肩凝りがつらい時は、お風呂で温めたり、凝った部分をもみほぐしたりしますよね？

こうしたケアが必要なのは、膣まわりだって同じ。だからヴァージナル・セルフケアでは、入浴後の膣まわりのマッサージを大切なメソッドのひとつと位置づけています。

膣まわりの血行がよくなると、女性ホルモンをつくる卵巣の働きも活発に。体を温め、マッサージでリラックスすることで睡眠の質もよくなり、自律神経も整います。毎日続けることで、気になる不調の改善につながるでしょう。

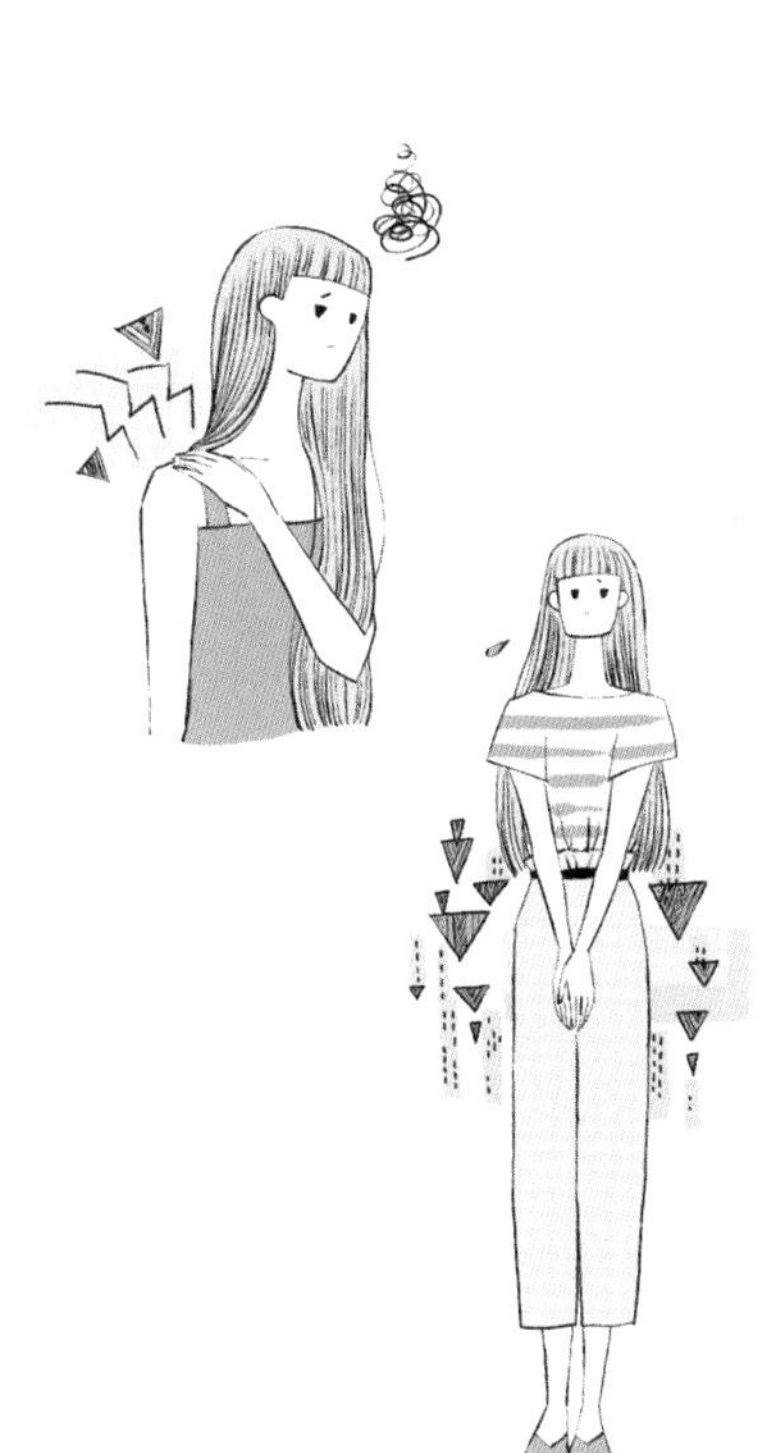

体は借りもの。一日の終わりには感謝してお手入れを。

朝起きた瞬間から、やらなければならないことが山積み。家事をして、仕事をして、家族の世話をして……。周りの人への気配りも求められるし、自分のための時間なんて後回し、そんな余裕はない。多くの女性が、こんな毎日を「あたりまえのこと」として受け入れています。あなたも、心と体を酷使していませんか?

そんなあなた、ちょっとだけ、視点を変えてみてください。体が人生の喜怒哀楽を乗せる車だとしたらどうでしょうか!? 残念ながら、自分の体は車のように買い替えることはできません。

人生とは、たった一台の替えのきかない車をレンタルして、一生というロードを走る旅でもあるのです。

自分の体は自分で労るしかありません。代わりにだれか……なんて期待してはダメです。今無理をしたとしても、新車に戻れれば……なんて妄想もいけません。さらに、周りのためといって自分を犠牲にして、その結果エンストを起こしてしまっては、それこそ周りに迷惑をかけてしまいます。

だから、まずは「自分を愛するという選択」をしましょう。

替えがきかない自分の体だからこそ、自分自身をまずは大切にしなくては！　そのためには、日々のメンテナンス、これしかありません。一日の終わりには、点検とお手入れを日課にしましょう。

お昼は適当にすませちゃったから、夕食はきちんと食べさせてあげなくちゃ。

体が冷えてつらいから、温めてあげなくちゃ。

体は人生のロードを走るために、与えられた「借り物」。そう思うと、必要なものが見えてきます。がんばった自分をねぎらい、しっかりケアしてあげてください。

膣まわりは女性の美と健康を生み出すパワースポット。

おかあさんやおばあさんから、言われたことはありませんか？「冷えは万病のもと」「冷えは女性の敵」。こうした言葉が古くから伝えられてきたのは、冷えがさまざまな不調や病気の原因となることがわかっていたから！

体が冷えると肩凝りや頭痛、肌荒れなどの不調が起こり、免疫力が下がって風邪などの感染症にもかかりやすくなる。生理痛や生理不順など、女性特有の体のトラブルも増える……。特別な医学の知識がない一般の人々が経験から学んだことが、親から子へと受け継がれてきました。

現代女性の多くは、**ストレスやがんばりすぎのために体が冷え、血行不良のために膣まわりもコンクリートみたいに冷たくカチカチになっています。**本来は温かくやわらかであるべきなのに！

手足は温かいのに、膣まわりだけ血流が滞っているという人はいても、その逆で全身の血流が悪くて膣まわりだけよいという人はいません。ヴァージナル・セルフケアで行うマッサージのねらいは、まずは膣まわりから血行をスムーズにすることで、全身の巡りを良くするということ。冷えが改善されると、体調もメンタルも上向きます。**本来の温かさを取り戻した膣まわりは、女性にとって、エネルギーがあふれだすパワースポット**のようなものなのです。

女性にしかないこの素晴らしいパワースポット。日々のケアでさらに磨きをかけていきましょう。

知識は最高のエイジングケア。体がゆらぐ時期についての予習が未来を決める。

排卵や月経といった女性の体のサイクルをコントロールしている女性ホルモンは、年齢とともに分泌量が変わっていきます。思春期になると分泌量が増え、その後は高め安定。そして40代後半からは閉経へ向けて分泌量が減っていきます。

思い出してみてください。初潮を迎える頃、学校や家庭で体の変化について勉強したはず。でも、**閉経についてきちんと学んでいる人は少数派です。**

体内の女性ホルモンが増える思春期と同様、減っていく更年期にも女性の体はゆらぎます。でも、心身の不調を「病気ではないから」などとがまんしたり見過ごしたりしてしまう人が実に多いのです。

女性の平均寿命はいまや90歳。**更年期は人生の折り返し地点に過ぎません。**40年以上、くたびれた体で生きていくなんて、もったいないと思いませんか？

人生の後半を健康で幸せなものにするために必要なのが、体をいたわるヴァージナル・セルフケアです。**女性の体は日々変化していくものだから、ケアのポイントは「転ばぬ先の杖」。**生理にまつわる不調や冷えや不妊など、20代、30代であっても何らかの不調を感じている方にもおすすめです。

体に必要だけれど外から補充できないものは自力でつくり出すしかない。

夜ふかしすると肌の調子が悪い。生活が不規則だと疲れがとれない。こんな経験から、私たちは睡眠の大切さを実感しています。

私たちの体は、眠っている間に修復されます。この働きに深く関わっているのが、睡眠中に多く分泌される「成長ホルモン」です。名前の通り、若い頃は体を成長・成熟させるために働きますが、その後も一生にわたって代謝の調節など重要な役割を果たしています。ただし残念なことに、成長ホルモンの分泌量のピークは20代。その後はどんどん減っていきます。そして「足りない分は飲み薬で補充」みたいなこともできない……となると、なんとか自力でつくり出すしかない！　そのために役立つのが、質のよい睡眠をとることです。成長ホルモンは、ぐっすり眠っている時により多く分泌されることがわかっているからです。

ヴァージナル・セルフケアのねらいのひとつが、入浴とマッサージでリラックスして気持ちよく眠ること。なぜかって？　**毎日の深い眠りこそ、体を再生させてくれる成長ホルモンをつくり出すために必要なものだからです。**

心と体をゆるめた時体の再生工場が稼働する。

人の体内では、毎日約三千億個もの細胞が生まれ変わるといわれています。体の機能をキープするためには、古くなった細胞を新しい細胞におきかえ続ける必要があるからです。そして、こうした新陳代謝がもっとも活発に行われるのが、ぐっすり眠っている間です。

自分の体の中に、リサイクル工場があるとイメージしてみてください。工場の仕事は、傷んだ細胞を入荷し、新しい細胞につくり変えて出荷すること。工場は24時間365日稼働していますが、もっとも作業効率が高まるのが、私たちが眠っている時です。

起きて活動している間は工場で製造できる量が減るため出荷は少なく、古くなった細胞の入荷が多くなります。つまりきちんと眠らなければ、入荷と出荷のバランスが乱れて体の新陳代謝がうまくいかなくなってしまうんです。

たとえば「骨粗鬆症(しょう)」。骨折をきっかけに運動機能が衰え、寝たきりになるケースが多く見られます。ちなみに、日本女性は要介護要支援が12年以上と世界一長いことを知っていましたか?

骨も、眠っている間に自社工場で古い細胞を壊して(破骨細胞)新しい骨を構築する(骨芽細胞)ことで、丈夫な骨を保っているのです。

工場をうまく回し続けるためには、良質な睡眠をとることが大切です。浅い眠りで長時間寝ても、残念ながら工場は稼働しません。ですから、一日がんばった後は、ヴァージナル・セルフケアで自分をいたわり、体と心をゆるめて、工場のスイッチをちゃんとONにしてからベッドに入るようにしましょう。

毎日笑って目覚めれば自然に幸せがやってくる。

「しっかり八時間寝ているのに体調が悪い」「寝ても寝ても、眠い」なんて言っている人、いますよね？　こんな人は、ちょっと勘違いをしています。

「きちんと眠る」ことは、長時間寝ていることとイコールではありません。**リフレッシュできるかどうかの決め手はベッドにいる時間の長さではなく、睡眠の質。**深く、ぐっすり眠れているかどうかが大切なんです。

現代人は、「ゆるむ」ことが苦手です。一日中、仕事や家事に追われて忙しく過ごし、「明日も早いから、もう寝なくちゃ！」とダッシュで布団に飛び込む。これでは、質のよい睡眠は得られません。一晩中眉間にしわを寄せて縮こまり、寝言で日中がまんして言えなかったうっぷんをはらす……なんてことになってしまうでしょう。

上手に眠るためには、自分で「眠りのスイッチ」を入れる必要があります。**寝る前のヴァージナル・セルフケアで、日中の「戦闘モード」を「ゆるゆるモード」に切り替えてみてください。睡眠の質が、大きく変わってくるはずです。**

ぐっすり眠って目覚めれば、「おはよう」の声も明るくなります。そして明るく前向きな人のところには、自然に幸せもやってきます。そう思いませんか?

寝ている時間を有効活用できる人こそ人生の勝者。

一日働いた後の私たちは、合戦を終えた武士のようにボロボロになっています。ただし、現代の環境は戦国時代より厳しい！　なぜなら、仕事や家事という合戦には終わりがなく、生きている限り続くからです。

がんばり屋さんほど、その日の戦いを終えた後まで、できなかったことを反省したり翌日の段取りを心配したりしがち。一見、「予習復習」をしているようですが、実際は逆効果です。

本当にするべきなのは、**オフタイムにはリラックスし、夜はぐっすり眠ること！　きち**

んと休んで、体と心を修復することです。戦いのことはいったん頭から追い出し、「今日もよくがんばったね。お疲れさま」と疲れた自分をいたわりましょう。

休むことは、なまけることではありません。刀を磨いてよろいを直し、次の戦いのための体力・気力を補充することです。24時間、戦いのことで頭を悩ませ、よろいをつけたまま布団に入ったのでは、パフォーマンスが低下していくだけ。**オンとオフを上手に切り替え、休むべき時にしっかり休む！　これこそ、厳しい時代を生き抜く勝者になるための賢い時間の使い方**です。

がまんは美徳？
そんなの、
大うそ。

現代人、とくに女性は、常にがまんしながら生きています。それどころか、がまんすることを美徳のように思っている人も少なくありません。社会全体に、「がまん強い人＝いい人、立派な大人」という構図ができあがっているような……。

でも、ちょっと視点を変えてみてください。不調を訴えているのが他人だったら、あなたは同じ対応をするでしょうか。「おなかが痛い」という人に、「がまんしなさい！」と言いますか？「仕事がつらい」という人を、「暗い顔をしないでくれる？」と責めますか？
そんなことはしないはずです。

自分の不調に気づけるのは、自分だけ。早い段階で対処しておけば軽症ですんだのに、放置したせいで悪化してしまうことだってあります。「がまんすればいい」と不調から目をそらすのは、大間違い。**人生100年の時代、健康を守る努力をすることは自分に対して、さらには大切な家族や友人、社会に対しての、私たちの義務**なんです。**私たちには、自分の体や心と向き合い、適切なケアをしていく責任があります。ですから、他人へ向けるのと同じやさしさを自分自身にも与えてください。**がまんは美徳なんかじゃない！　自分や社会に対する無責任な行為なんです。

小さながまんをやめて、自分のケアにパワーをつぎ込んでみる。

　ぎっくり腰になった時、それに気づかない人はいないでしょう。普通に動ける状態から、突然、動くと激しく痛むようになるのですから。でも、肩こりに気づかなかったり、症状の重さを自覚していなかったりする人はたくさんいます。肩こりの場合、変化は徐々に現れるからです。

　ちょっと肩が重いな、と感じても、多くの人はそのまま放置してしまいます。そして翌日になると、「ちょっと肩が重い」感覚に慣れてしまい、その状態を普通だと思ってしまうんです。

不調のケアもせず、予防策も講じないのですから、当然、肩こりはひどくなる一方です。でも本人は、じわじわと悪化していることに気づかない……。

肩こりだけでなく、眼精疲労や片頭痛、生理痛などもがまんしていませんか？ **こんな悪循環を生み出しているのは、日々の小さながまんです。**今日からは、「たいしたことはない」「もう年だから、これが普通」なんて言葉は禁句！ 自分の体を守れるのは、自分だけ。不調を覚えた時はスルーせず、きちんと向き合いましょう。

限りあるパワーは、「がまんすること」ではなく、「自分自身をケアすること」に注ぐのが正解です。

おいしい野菜は土がつくる。美しさは自分の体がつくる。

心身ともに健康な人は肌や髪もツヤツヤで、表情だって明るいものです。美しさのベースは、「若さ」ではなく「健康」。年齢を重ねても美しい人もいれば、若いのになんだか疲れたように見える人もいるのがその証拠です。

おいしい野菜をつくるためには、土づくりが重要です。ひからびてカチカチになった土に種をまいても、植物は育ちませんよね？　まずは土を耕して水や肥料を与えなければ！　人の体だって同じです。美しさをつくる基本は、健康な体です。不調を抱えたままでは、せっかく購入した化粧品や美容機器も、効果を十分に発揮することはないでしょう。

加齢による衰えは、だれしも避けることはできません。でも、「遅らせること」「上手に付き合っていくこと」は可能です。忙しいから、もう年だから、なんてあきらめるのは大間違いです。

まずはがんばりすぎるのをやめ、体の声に耳を傾けること。自分をいたわる習慣をもつことが、体と心を元気にしてくれます。こうしてよい「土」ができれば、たとえ何歳からでもおいしい野菜が育つように、輝く美しさが増していくはずです。

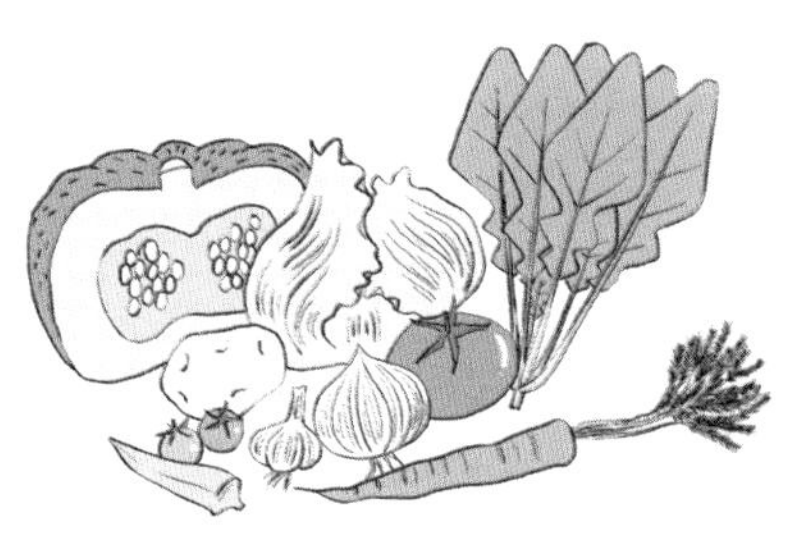

美しさの源は内側からあふれ出すエナジー。

一日を終えたら、大変なことはあっても、自分の体と心を切り替えて「おやすみなさい」。人生には、まだ見ぬ自分との遭遇が待っています。その**明日のために、疲れも悩みもリセットしてフル充電の状態で目覚め、新たな一歩を踏み出す……。人生100年の時代を、最後まで謳歌するための最良のルーティンです。**

病気に備えて保険をかけておくことも必要だけれど、健康を守るための努力や工夫はもっと大切！　健康は、美しさにもつながります。完璧なメイクをしておしゃれに着飾れば、だれもが美しい？　そんなことはありませんよね。

人の心を動かすのは、お人形さんのような美しさではありません。目の輝き、生き生きした表情、ポジティブなエナジー……。内面からあふれ出す形のないものこそ、本当の魅力。年齢を重ねても色あせることのない「美人オーラ」です。

あの人って、なんであんなに素敵なのかしら？　そう思う憧れの女性っていませんか。ある程度の年齢になったら、幸せオーラが美人オーラをつくり上げます。

美人オーラは、健康な体と心に宿るもの。今の自分に感謝して、未来の自分を信じることができれば「幸せオーラ」が溢れます。ヴァージナル・セルフケアはそのためのセレモニー。まずは自分を愛するという選択をし、自分を満たすことから、一生ものの美しさを手に入れましょう！

美しくなるための時間は、億万長者にも普通の人にも平等に与えられる。

女優さんが、いつもキラキラしているのはなぜでしょう？　ヘアメイクも洋服選びも、プロにしてもらえるから？　化粧品やエステサロンでのケアにお金をたくさん使えるから？

もちろん、それもキラキラの理由のひとつでしょう。でも、本当に大切なのはそこじゃない！　女性を素敵にする決め手は、外見を飾る技術や資金力ではなく、本人の「Will」。

美しくあろうとする強い意志です。

どんなにお金を持っていても、忙しすぎて毎日をイライラしながら過ごし、自分のケアに目を向けないのでは、女性として衰えていくだけ。でも、「こうありたい」と目指すべきWillがあれば、そのために今、何ができるか？　を考え、実行していくはずです。

美は一日にしてならず。健康な体をベースにして生み出される本当の美しさは、毎日の積み重ねなしには手に入りません。たとえ億万長者だろうと、ムダにしてしまった過去の時間を買い取ることはできないんです。

さあ、貴重な時間を、あなたはどう使いますか？

いつだって、「今」が一番若い。

年齢を重ねれば、体の機能は衰えていきます。女性ホルモンや成長ホルモンの分泌量も減り、肌や髪、体型などの悩みも出て、体力の衰えも感じるかもしれません。そんな時にやりがちなのが、鏡に映った姿を見て落ち込んだり、「もう若くないから仕方がない」とあきらめたりすること。でも、そんなことは今すぐやめましょう！

時間を巻き戻すことはできないのですから、**「若さ」は過ぎていくもの。しがみつく必要はないし、若い頃と今の自分をくらべることにも意味はありません。**若くないことを言い訳に、あきらめたり先送りにしたりしていることはありませんか？

年齢にこだわるのはやめて、未来に目を向けてみてください。今を起点に将来を見ると、大切なことに気づけるはずです。それは、「今」が一番若いということ！　**今日の自分は、明日の自分より一日分の若さを持っています。ですから、何かをやろうとするのなら、今以上のチャンスはないんです。**

若い頃をなつかしむのなんて、時間のムダ。それより、自分が今持っているものに感謝して、将来の「なりたい自分」に向かう、そのための行動を起こしましょう。

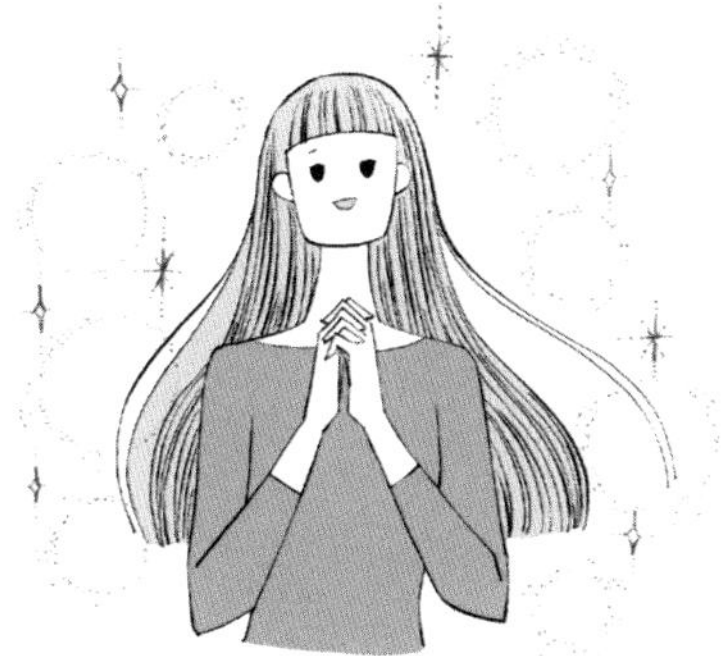

理解しないままケアをするのは、鉄板に油を塗るのと同じ。

ヴァージナル・セルフケアで行う膣まわりのマッサージは、保湿や美白が目的ではありません。膣まわりのケアは、顔や髪のお手入れほど一般的ではなく、まだタブー視されることも。でも、だからこそ目を向けてほしいんです。

自分の大切な一部であることを意識し、膣まわりもていねいにケアすることは、一種の心弾むセレモニー。入浴後の習慣にすると、ぐっすり眠るための「休息モード」に心と体を切り替えるスイッチの役割も果たすようになっていきます。

ヴァージナル・セルフケアは、自分をいたわるやさしさや、未来の「なりたい自分」に向かう「Will（意志）」があってこそ効果を発揮します。目的も考えず、機械的にマッサージしたのでは、鉄板に油を塗るのと同じこと。期待できるのは、さび止めのように「とりあえず衰えを防ぐ」効果だけです。

人体には、自らを癒やし、自らを健康に美しく導く力が備わっています。
そして女性には、経皮吸収が高く全身を巡る「膣まわり」という器があります。

大切なのは、毎日のケアに「こうありたい」と目指すべきWillを添えることです。Willがあれば、自ら美しく健康になる力が、体の内側から湧き出してくる！　こうしたパワーを引き出すことこそ、ヴァージナル・セルフケアの目的なんです。

輝くのも、平凡で終わるのも、最悪になるのも、自分次第。

年齢を重ねると、「ああ、若い頃はよかったな」なんて思ってしまうこともあるもの。でも、だからといってネガティブな気持ちでがんじがらめになり、投げやりになってしまってはもったいない！　ちょっと勇気を出して、自分の可能性を信じてみてください。素敵な生き方をしたい、というWill（意志）さえあれば、人はいつからだって変われます。

そもそも20代と50代は、同じ土俵で競い合うライバルではありません。それぞれが自分のステージで、自分らしく輝けばいいんです。**60代の私に言わせれば、20〜30代の美しさなんて、まだまだ底が浅い。女性が本当に輝くのは、さまざまな経験を重ねた40代、50代以降だと思います。**

若さのパワーが落ちてくる年代になると、「毎日、元気に過ごせるのは当たり前じゃない」というシンプルなことに気づかされます。大切なのは、この事実をどう受け止めるか？ということです。若さを失ったことを悲しむだけだったら、残りの人生は右肩下がり。でも**自分の力を信じれば、これからも輝き続けることができるでしょう。どちらを選ぶかは、自分次第です。**

眠りを制する者は、美を制する。

眠りの役割は、自分をリセットすることです。

私にとっての眠りは、「死と再生」のイメージ。一日を終えたらぐっすり眠って、それまでの自分にピリオドを打つ。そして翌朝、心も体もまっさらな自分として再生する……というわけです。

こんなふうに考えると、朝、目覚めることがすでに奇跡。「朝イチですごいことをなしとげた自分」をほめずにいられません。そして生きる喜びを感じ、ポジティブな気持ちで始める一日には、喜びと幸せがたくさん待っているんです。

新しい自分に生まれ変わらせてくれるのは、深く心地よい眠りです。眠りの質が悪いと、古い自分が居座ったまま。眠っている間もいやなことをグルグル考えたり、やるべきことをシミュレーションしたり……。翌朝は、くたびれた体とどんよりした心で目覚めることになります。

いつだって明日が楽しみという思いに包まれて、眠りにつきたいですよね。

ヴァージナル・セルフケアは、眠りを妨げる「体と心に刺さった棘を抜き取り、温かい幸せなオーラで満たしていく」、そんなケア。

ヴァージナル・セルフケアでリラックスすると、深い眠りがもたらされます。古い自分に邪魔されずに眠ることができれば、体や脳の修復もスムーズ。翌朝は、エネルギーに満ちた新しい自分に生まれ変われるでしょう。

他力本願な生き方を続けていると、人生の後半にしわ寄せが来る。

体調が悪い時、あなたはどうしますか？　薬を飲んだり、病院へ行ったり、体を休めたりしますよね。それは、もちろん正解です。でも、正しい治療をするのと同時に、自分で自分の体を見つめなおしてみることも大切です。

たとえば膀胱炎の場合、直接の原因は細菌。でも抵抗力が落ちていなければ、感染しても発症せずにすむはずです。だから、なぜ抵抗力が落ちていたのか？　を自分なりに考えてみてほしいんです。睡眠不足？　冷え？　ストレス？　体に負担をかけている原因が見えてきたら、できることから改善していきましょう。

「病院に行けば治してもらえる」「つらくなったら薬を飲めばいい」なんて他力本願なケアをしていると、将来、必ずツケが回ってきます。薬は細菌をやっつけてくれるけれど、睡眠不足を補ってはくれないし、ストレス解消の手助けもしてくれませんよね？　健康のベースづくりは、自分にしかできないんです。

私たちの体は、とても正直。ないがしろにすれば調子をくずすけれど、大切にすれば必ず応えてくれます。

人生もそうですよね。だれかに頼りきって生きていては、それが失われた時に、自力で立ち上がるのは至難の業。**頼れる人がいてもいなくても、常に自分をコントロールできる主導権は握っていなきゃ。**

自分のために、何ができるか。人まかせにせず、自分で考え、自分で決めて、実行していきましょう。

自律とは、自分で自分をハッピーにできること。

「じりつした女性」……私の考える「じりつした女性」は、「自立」ではなく「自律」。「自立」と聞けば、多くの人が「だれにも頼らず、ひとりでも生きていく女性」を思い描くようです。でも、私が魅力を感じる「自律した女性」とは、「自分らしさを大切にし、自分を愛せる女性」です。あの人よりきれいとか、この人よりお金持ちとか、自分とだれかをくらべて得られる満足や安心は、本当の幸せをもたらしてくれるものではありません。だって、上には上がいるから。一瞬幸せを感じられても、追い越された瞬間、幸せが消えてしまいます。

でも、シンプルに自分を愛することができたら? **他人の価値観に左右されず、「自分**

でいること」を幸せと思えるようになります。自分で自分を幸せにできる。これが、私の考える「じりつした女性」の定義です。

自分を愛せる人は、他人も愛することができます。だから、むしろ人とのつながりは深くなる。自律した人同士、理想的なパートナーシップを築くこともできるようになるんです。

ヴァージナル・セルフケアは、自分を愛するための第一歩。まずは自分の体と向き合うことから、自律を目指してみてください。

自律とは、価値観や信条、理念や哲学など個人の内的要素に関して、支配や制約を受けずに独り立ちすること。
英語で「self-directed」と表現します。

あなたには愛される価値がある。あなたには自分を愛する力もある。

だれにだって、コンプレックスはあるもの。

よく例に出されるのが、「もっとスリムなボディだったら」……でも、他人から見たら、その豊かなボディは魅力的で、あなたらしいと思われているかもしれません。コンプレックスに感じるのは、見た目だけではありません。怒りっぽかったり泣き虫だったりと、それぞれに抱えていることがあるかもしれません。

「こうでなければならない、愛されない」そんなふうに考えて、自分の価値を下げてしまっていませんか？

他人に置き換えて考えてみれば、わかるはず。相手の人格まで否定することはありませんよね？　でもなぜか、自分のこととなると極端な結論に飛びついてしまう。こんな考え方に陥るのは、自分で自分を愛することができていないから。ありのままの自分でいいんだ、という自信がもてないからです。ありのままの自分は十分に愛される価値がある。そう思えるようになれれば、やがて周りの人のことも受け入れられ、自分を愛することができるようになります。

まずはだれのためでもなく、自分のための行動が必要です。自分を受け入れ、愛するくせをつけること。ヴァージナル・セルフケアも、その手段のひとつです。

実際に始めてみると、面倒に感じることもあるでしょう。でも、すぐにやめてはいけません。毎日のケアは、「あなたには愛される価値がある」という自分自身へのメッセージ。続けるうちに、今の自分も悪くないかも？　今の自分が好き！　という気持ちが生まれ、少しずつ自分に自信が持てるようになっていくはずです。

ヴァージナル・セルフケアにたどり着くまでのLong & Winding Road

今私は、美容の世界に生き、この道を究めんとする毎日を送っています。ここまで、いくつもの選択を繰り返し、時に大きなものを手放してきました。「ヴァージナル・セルフケア」へとつながる私のヒストリーをお届けします。

Chapter 2

二十歳の初体験。メイクで内面まで変わることを発見した

四十年以上、美容業界で仕事を続けている私ですが、子どもの頃からメイクやおしゃれが大好き……だったわけではありません。むしろ、一般的な女性にくらべて「デビュー」は遅かったと思います。

父の仕事の関係で子どもの頃は東北を転々とし、会津生まれの母は派手なのを良しとせず、お化粧もせいぜい口紅くらいでした。

「色がない」印象は、服装も同様です。たまに「赤い服」を着ても、母にとっての「赤」は鮮やかなレッドではなく、くすんだえんじ色。よく言えばシンプル&ナチュラルですが、ストレートに言えば地味……。

とはいえ、母が特別に地味好みだったわけではなく、当時の母世代の女性には「何ごとも控えめであるべき」という考えが根強かったのかもしれません。とにかく、おしゃれにもメイクにも前向きとは言えない母親の影響で、私も外見に関してはナチュラル派。むし

ろ、「華やかに装うことは品がない」とも思っていました。

大学生になって同級生たちがメイクを始めても、私はあいかわらずスキンケアオンリー、メイクには興味がないままでした。髪は手間のかからないロングのソバージュで、服装の定番は白いシャツにデニム。専攻も男子のほうが多かったせいもあり、それがカッコよいと当時は考えていたのです。今思えば笑える話ですが、そんな時代でもあったのです。

いやいやながら試した初めてのメイク

そんな私に転機が訪れたのは、二十歳の時です。化粧水が切れたのでいつもの化粧品店に買いにいくと、たまたま「プロのメイクアップ・アーティスト来たる!」というイベントが行われていました。

メイクに興味がない私が買い物をすませて帰ろうとすると、顔なじみになっていたお店の女性が、「ちょっと待って！」。予約にキャンセルが出たので、メイク体験をしてみないか、と言うんです。

私がためらっていると、彼女はグイグイ畳みかけてきました。あなたは、いつもスッピンよね？　とにかく一度、メイクしてもらいなさい！　いいからここに座って！……私は気がつくと、鏡の前に座らされていました。

お店の人の好意はありがたいけれど、ちょっと面倒くさいな。そんな気持ちだった私は仏頂面で、座り方もぞんざいで椅子にドスンと腰を下ろしたのを覚えています。

でも、ファンデーションを塗って、眉を描いて、アイシャドウをつけて……。メイクの工程が進むと、鏡の中の自分が変わっていくのがはっきりわかりました。同時に、自分の気持ちもどんどん変化していくのを感じたんです。

「面倒くさいから、早く終わらせて！」なんて書いてあるような仏頂面は、メイクが終わる頃には笑顔に。とくに意識したつもりはないのに、開いていた足もいつの間にか閉じ、きれいに膝をそろえて座っていました。

外見を変えることで気持ちが変わる!?

それまでの私は、「化粧＝化ける、誤魔化す」という印象がありました。でも実際にメイクをしてみて、私の価値観は180度変わりました。

ぼんやりだった顔がはっきりしてくると、意識まで変わる!? 鏡の中の私は、色を添えることに比例して、目に輝きが、表情も豊かに。そんなマジックみたいな変化に、ただただ目を見張りました。

これまで味わったことがない、不思議な感覚でした。

メイクをする、その行為自体が気分をあげることに驚き、同時に田舎の母も、メイクをすればもっと明るい朝が待っているのに……と思いました。そして、そんな女性で溢れたら、素敵な社会になるかも……そんなふうに感じたのです。

　時間にして30分程度だったと思います。偶然が重なった出来事が、瞬時に私の人生を変えることになりました。

化粧は自分自身のためにするもの

「派手嫌い」な母から無言の圧を感じていたこともあり、私はずっと化粧にネガティブな印象を持っていました。でも、自分で経験してみてわかったのは、化粧は「他人を意識してする」だけではなく、「自分自身のためにするもの」だということです。

　きれいに装うことは接する相手に対するマナーであり、それ以上に、自分を励まし、「よしっ、今日も一日がんばろう」「最高の自分を演出しよう」そんな心構えのセレモニーかもしれません。

化粧後は、肌のキメも整い、目鼻立ちもはっきりするでしょう。でもそれ以上に、目が輝き、表情が引き締まるから美しいのです。化粧をすることで、心を映し出すかのような表情へと変化できるのだとしたら、こんな素敵な武器はないのです。

以前、タカラジェンヌとすれ違った時に、友人に「あの人、タカラジェンヌよ」と言われて「え、うそ……平凡な感じだけど……」と、思わず二度見してしまったことがあります。パッと見平凡に見えましたが、プロはひとたび舞台に立てば、一瞬で変えられるんですね。でも、一般人はなかなかそうはいきません。ですから、化粧の力を借りるのです。

メイクが気持ちの切り替えの助けになるのは、もうひとつ要因があります。

たとえば、アイラインを引きながら子どもを叱る、なんてことができる人はいませんよね？　そんなことをしたら、目の中にアイライナーを突っ込んで痛い思いをしたり、とんでもない顔になったりしかねないから。

眉を描いたり、マスカラを付けたり、繊細な作業をしている間は、いやなことを頭から追い出してしまえるわけです。たとえ短くても、モヤモヤを忘れて目の前のことに集中する時間を持つことが、無意識にでも気持ちの切り替えになっているということです。

スッピンだった私が化粧品メーカーに就職

いやなことがあって落ち込んでいても、メイクをすると「とりあえず、今日も一日がんばってみるか」なんて気持ちになれると思いませんか？　男性がネクタイを締めると仕事モードになるように、メイクをすると活動するためのパワーが湧いてくるような気がします。

化粧は、外見を整えることで、自分を内側から変えていくセレモニー。毎日、自分のために少し時間を使うだけで、ポジティブな気持ちになれる……。化粧が持つ力を知った私は、このことを多くの女性に伝えたいと思うようになりました。

そのため、卒業後の就職先には東京の化粧品会社を選びました。私のスッピン時代しか知らない友人たちは、皆びっくり！　驚くのは当然です。メイクをしなかった私が化粧品会社で働くなんて、料理オンチが料理人になるぐらいの違和感があったのではないでしょうか。

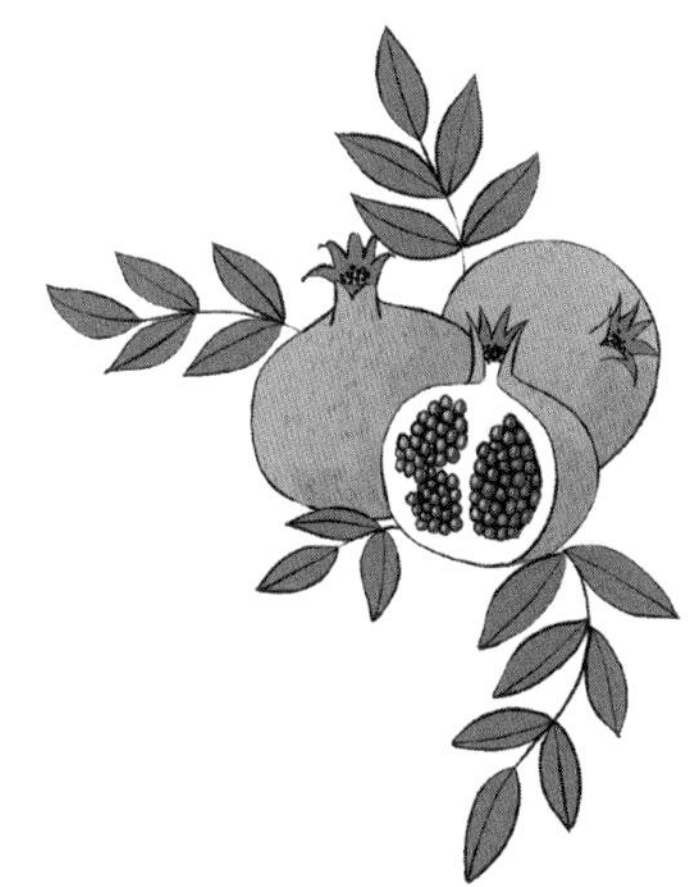

思うように結果を出せない訪問販売に苦戦

化粧品会社での初仕事は、研修を兼ねた訪問販売でした。商品を詰め込んだカバンを抱えて、一般のお宅をアポイントなしで回る「飛び込み販売」です。

それまで暮らしていた実家の周辺は、家に鍵をかける人はほとんどいないようなのどかな土地柄。「いかにも新人」の販売員が訪ねてきたら、玄関先でお茶でも出して商品を買い、「がんばってね～」と応援しながら送り出す……なんて流れが定番でした。でも東京では、そうはいきませんでした。

商品を買ってもらうどころか、家に入れてもらうことさえできない。インターフォン越しに断られておしまいです。東京の人の常識に驚いているうちに一日が終わってしまい、初日の売り上げは0でした。

会社の朝礼では新人がひとりずつ、前日の実績とその日の目標を発表することになっていました。時代は昭和ですから、会社の雰囲気も体育会系。成績がよくなければ、上司から容赦なく突っ込みが入ります。

売れなかった私の場合は……。

「昨日の売り上げは0でした！　今日は一セット、がんばって売りたいと思います！」

「なにーっ！　〝思います〟だとー？」

「いえ、売ります！　売ってきます！」

朝礼で叫びながら、なんだか大変なところに来ちゃったな……と思いました。

明るい色の服に着替えたら中身まで明るい人になっていた

アポなしの訪問販売は、なかなかヘビーな仕事です。つい最近まで学生で、経験も知識もほとんどない状態で「売ってこい！」と言われる。会社を出てしまえば指導してくれる先輩や上司もいないので、売り方もトラブル対応も、自分で考えてなんとかするしかありません。

東京に出てきたばかりの私は、地元とのカルチャーギャップにも悩まされるし、また明日も「売り上げは0でした！」って叫ばなきゃいけないのかな？　と思うと、気分もどんよりしてしまいます。

重いカバンを抱えてとぼとぼ歩いている時、ふと目を上げると、ショーウインドウに映った自分が見えました。いかにも「マジメな新入社員」風の白いシャツに、グレーのリクルートスーツ。……そして表情は、とびきり暗い。

見た瞬間、「えっ！」と思いました。見慣れているはずの自分なのに、その時の正直な第一印象は、「死神!?」。それほど、暗〜いオーラをまとっていたんです。

同時に、「こんな人に訪ねてこられたら、いやだろうな」とも思いました。ピンポーンとインターフォンが鳴って、出てみたらねずみ色の死神がいた……なんて状況だったら？ドアをバタンと閉めたくなるのが普通ですよね。とてもじゃないけど、化粧品を買おうという気にはなれないでしょう。

このままじゃダメだ！　そう思った私は、その日の仕事終わりに渋谷のデパートに立ち寄りました。そして、明るいオレンジ色のベストとスカートのセットアップを買ったんです。お値段は、一万四千八百円でした。

形から入れば後から気持ちがついてくる

翌日はオレンジ色のベストスーツで出社し、鼻歌を歌いながら外回りに出かけました。もちろん、歌いたくなるほど楽しかったわけではありません。本音を言えば、「売り上げは0でしたー！」「なにーっ!?」の朝礼を終えてシュンとしています。でも、まずは女優のように演じなければと思ったんです。

私が化粧品会社で働き始めたのは、化粧によって気持ちまで明るく前向きになれることを伝えるためだったはず。でも、暗～い顔で「この化粧品を使うと、きれいになれますよ～。ポジティブな気分になれますよ～」なんてトークをしても、説得力はありませんよね。商品の魅力を伝えるためには、まずは私自身が、「きれいに化粧した明るい人」にならなければ！　そのために、とにかく「楽しいフリ」をしてみることにしたわけです。

とりあえず、ルンルル～ンと歩いていき、笑顔でインターフォンを押してみると……。なんと、玄関のドアが開く！　「死神スタイル」だった時は家に入れてもらえずに苦労したのがうそのように、話を聞いてくれる人が増えたんです。

あるお宅では、家に入るなり、「二階の窓からあなたが歩いてくるのが見えたけど、あなた、何がそんなに楽しいの？」と聞かれました。こんなふうに会話が始まれば、こっちのもの。「実はね、ちょっと聞いてください！」なんて楽しくおしゃべりしながら商品をおすすめすることができました。

自分が感じていた化粧のパワーは本物だった

新人研修としての二週間の訪問販売を終えてみると、成績は上位で、新入社員にはとても手が出ない、グッチのバッグを賞としていただいたのを覚えています。
でも私にとっては、成績より嬉しいことがありました。それは、「外見が変われば内側も変わる」と証明できたことです。

私のターニング・ポイントは、ねずみ色の死神からオレンジ色の楽しげな人に外見を変えたことでした。そして楽しいふりをしていたら、いつの間にか本当に明るい気持ちになり、その結果お客さまを笑顔にできたこと。さらに最大の発見は、その時間が私にとって、心躍る幸せな時間であったことでした。

これは化粧に限ったことではないのです。**人生を好転させる鍵は、自らにあるのです。でも、人間はなかなか一気に変わることはできません。であるならば、頭で考えてばかり**

いるのではなく、行動することです。一見取り繕うかのような小さな一歩であっても、確実に内面へと影響を及ぼしていくはずです。

初めてメイクをした時に私が感じた、**「外見を変えれば、内面が変わる」という気づきは、この経験で「小さな一歩でも踏み出せば、人生を好転できる」ということへとつながったのです。**

あなたが今自信をなくしているのなら、自分を高める努力をしてみることです。それがたとえ小さなことであっても、継続することで日々を変えることができるはずです。

振り返ってみれば、なんとこの新人研修の二週間が、その後の私を励まし、導いていくことになったのです。

そうか、私はサラリーマンだったんだ

新人研修を終え、私は東京本社に配属されて仕事を始めました。インターネットなどなかった時代ですから、商品の流通は販売代理店経由がメイン。私のおもな業務は、インストラクターとして、代理店で販売を担当する女性たちに商品知識や営業スキルなどの教育をすることでした。

毎日の仕事は、とても楽しかった！　やりがいもあったし、仕事を通して出会う女性たちも個性が強く、魅力的な人ばかり。仕事でなければできないような新鮮な体験も、たくさんできました。

仕事に打ち込んでいたので、昇進も順調でした。そして東京支社のチーフインストラクターを務めていた入社六年目に、上司から転勤の話がありました。今より上の役職につくためには、関東地方での職務経験だけでは不十分。別の地域の支社で経験を積む必要があ

る、ということでした。

それを聞いた時、違和感を覚えたんです。転勤がいやだったわけではありません。ただ単純に、「あれ？ 私って、会社から〝行け〟と言われたらそこに行かなきゃいけないの？」と思ったんです。

その頃の私はとにかく仕事が楽しくて、自分が「サラリーマン」だという自覚が薄かったから、驚いたというわけです。今考えると笑えますが、軽い個人事業主の気分で働いていたのですね。

それをきっかけに、「大手化粧品会社のチーフインストラクター」という肩書きを外したら、自分に価値はあるのかと自問することになりました。

この頃には、**美容の仕事は自分の天職と確信していました。この化粧品業界というおもしろい世界を、肩書きに頼らずに渡り歩いていきたい**、という気持ちが芽生えたのは、まさにこの時でした。

化粧品会社から
エステティックサロンへ

インストラクターという立場だと、販売の現場でお客さまと接する機会は限られています。担当会社のデモンストレーションなどのためにアドバイスをすることがあっても、そのお客さまと継続的な関係を築くことはありません。商品を気に入ったのか、リピートしたのか、といった情報も手に入らないため、実際にお客さまにご満足いただけたのかが、分からないのです。

これでは、本当に女性の美しさをつくる手助けをしているとはいえないのではないか？　そんな疑問も覚えたことをきっかけに、私の興味は化粧品から継続してお客さまを見続けるエステティックサロンへと移っていきました。

女性が本当に手に入れたいのは美しさより快適な体

エステティック業界への転職を考え始めた私は、とりあえず転職情報誌を買いました。バブル景気が始まるかどうか、という頃だったので、求人情報は豊富。女性向け情報だけをまとめた雑誌は、かなりの厚さがありました。

初めて買った情報誌の見開きをめくっただけで、私は「これだ！」と思う情報を見つけてしまいました。美しい脚のための専門サロン。私の目をひいたのは、求人情報に添えられたコピーでした。

美しい脚は、「結果」にしかすぎない。だから、そうでない場合は、必ず原因がある。当サロンではその原因を分析し、お客さまにきちんと提示したうえで施術していく……。これこそまさに、私が考えていたこと。すべての美容に共通する基本だ！　と思いました。

同じ悩みでも、人によって原因はさまざま。この考えの会社ならば、一般論ではなく、その方の悩みに向き合って、より深いパーソナルなアドバイスができるのではないか。

そう考えた私は、情報誌のほかのページは見ないまま、そのサロンに連絡しました。そして、カウンセラー兼店舗マネジャーとして採用されました。

美しい脚を手に入れるには
なぜそうなるかを知らなければ戻ってしまう

それほど大きな店舗ではなかったのですが、サロンの人気はかなりのものでした。まずは分析から入るため、カウンセリングは一日に五人が限界。施術を希望する方へのカウンセリングは予約が二カ月先まで埋まっていました。

そのサロンでのお客さま単価は、百万〜二百万円。決して安くはありませんよね。

もちろん、最初から百万円超えの予算を考えて来店する人は多くありません。二十〜三十万円程度かと思われる方がほとんどでした。

脂肪代謝を促進してサイズダウンする、という一過性の効果を狙うのであれば、予算に合わせて施術回数を決めればよいわけです。カウンセリングも簡単です。

ですが、まずは原因を分析して、それをご本人に理解していただき、体質や骨格を改善するところからスタートします。施術だけではなく、生活習慣の指導もして、美しくなった脚を維持していただかなければなりません。

サロン任せではなく、ホームケアなどもしっかり行う覚悟も必要で、中途半端な提案は、逆にお金と時間だけではなく、その方の期待を裏切ることになる。

本当に、真剣勝負の時間でした。

体全体を整えれば
レッグラインは美しくなる

サロンに来店される方はとても美意識が高く、ただ痩せるならば自分でできるけれども、どうしても脚が細くならない。細いウエストなのに、太ももが、ふくらはぎが、足首が、どうしても細くならない、という方が多くいらっしゃいました。

サロンでは、三千人以上の女性をカウンセリングしました。

六千本の脚を見てきたので（笑）、見ただけで、足首・膝上・太もものサイズが分かってしまうほど。

その経験から自信をもって言えるのが、**脚が太い人のほとんどは冷え性だということ。さらに肩こりや頭痛、生理痛や生理不順、不眠など、病気とはいえない不調もたくさん抱えていたんです。**

一生ものの美しい脚を手に入れるためには、骨格の歪みや冷え、ホルモンのアンバランスなど体質から見直す必要があります。脂肪だけに着目してサイズダウンしても脚が細くなるのは一時的です。でも**体全体を整えていけば、「脚が太くならない体」を手に入れることができるし、それ以上にさまざまな不調も改善され、快適な体を手に入れることができるのです。**

このことを理解すると、ほとんどの人が、かかる時間や予算が大幅にオーバーしても根本的なケアを希望します。脚痩せのための百万円は高いけれど、快適な体を手に入れるためなら決して高くはない、と気づくからです。

カウンセリングの基本は
心のグラスを空っぽにすること

単に美容だけではなく、その人の人生を変える！　より快適で幸せになるお手伝いができる、とてもやりがいのある仕事でした。

でも、いくらなんでも人気店で忙しすぎた！　昼休みもとれずにお休みは、週に一日だけ。その休みも、疲れきった体を何とかしたいと整体へ通っておしまい。ハードな労働環境に耐えきれず、スタッフはどんどん辞めていきます。

やがて思うようなサービスができず、悩むことに……。カウンセリングでお客さまと約束したことを守ることが難しくなり、その結果、自分もステップアップするための転職を決めました。

前職での仕事を通して、カウンセリングのコツのようなものはつかんでいました。

コツは、「心のグラスを空っぽにする」こと。

お客さまの年齢や、置かれた環境や性格など、まっさらな状態で一度そのお客さまになりきることです。ある意味、乗り移るんですね。

たとえば24歳ＯＬ、仕事がつらくイライラすることも多く、体調も良くない。できれば早めに結婚したい。でも脚が太いのがコンプレックス。帰宅しては、お風呂も面倒でコンビニの食事で間に合わせる。つい夜遅くまでテレビを見ちゃう……といった感じで、お客さま自身になりきります。

そして、そんな「私」ができることはなんだろう……と答えを探していきます。ここからなら変われるよね……うんうん、その先には愛される自分が待っているとしたら、がんばっていけるんじゃない？　大丈夫、そんな時はこうしてみましょう……とこんなふうに探っていくのです。

真剣に向き合っているつもりでも、自分の心配事でグラスがいっぱいでは、的の外れたクロージングになってしまいますから、考えてお返事しますとなるわけです。分かってもらえない、自分がきれいになる気がしない、心がときめかないのにしつこい（笑）……カウンセリングを受けていて、そんな思いでがっかりした経験ありませんか？

化粧品会社の研修で訪問販売をした時にも、これにつながる経験をしました。

訪問販売にも慣れ、売りたいだけではなく、どんな人がこの向こうにいるのかしらと、興味が湧く余裕もできた頃に、あるお客さまと出会いました。玄関先で「今、何をなさっていたんですか？」と聞くと、「お経をあげていたのよ」という意表を突く答え。どう反応すべきかわからずに黙っていると、いきなりお経の続きが始まってしまったんです。

お経には興味がないけれど、隣に座ってずっと聞いていました。お経が終わると、外が暗くなりかける頃まで世間話が延々と続きました。

やっと話が一段落し集合の時間だ、と思って「では、失礼します」と立ち上がりかけると、「ちょっと待って。そういえば、あなた何しにきたの?」と聞くんです。素直に「化粧品のセールスです」と答えたら、「じゃあ、一セット買うから置いていきなさい」。想定外の展開に、本当に驚きました。

おそらく、私が無心にお経やおしゃべりにつき合ったことが、親しみや信頼感につながったんだと思います。もちろん、当時はテクニックとしてそんなことをしたわけではなく、歩き疲れて、居心地が良かったから居ただけなのですが。**相手の心をオープンにするには、まずは自分が無になって、相手を受け入れることを学んでいたんですね。**

自分にはその金額をかけるだけの価値がある
そう思えた時点で美しくなる

セルフケア用の化粧品とくらべると、エステティックサロンでの美容代金は高額です。ですが安いか高いかは、単純に数字で決まるものではありません。

脚の専門サロンでコース提案をする際は、よく二種類の案を用意しました。A案は、お客さまが希望する予算に合わせたもの。そしてB案は、カウンセリングの内容をもとにして組み立てた、そのお客さまにとって最高のもの。ただし、予算はオーバーしてしまいます。意外かもしれませんが、ふたつの案を見せると、多くの人がB案を選びます。

ここでポイントなのは、ご自身で選んでもらうということです。押し付けられたのではなく、**自分にはその価値があると、その選択をした瞬間から、美しくなろうとする意志が芽生えます。**自信なさげに入店されたのがうそのように輝きだします。その気持ちを分かち合える喜びは、カウンセラーとして最高の醍醐味でした。

それからしばらくして、私の人生の次のステップの機会がやってきました。
この頃は、悩みに対して結果を重要視することから、より心の満足、最高のおもてなし、一流の接客とは何かに、関心が移行していきました。

パリに本店があるエステサロンが、一流ホテル内にオープンすることになり、その初代店長の仕事に就くことになったのです。

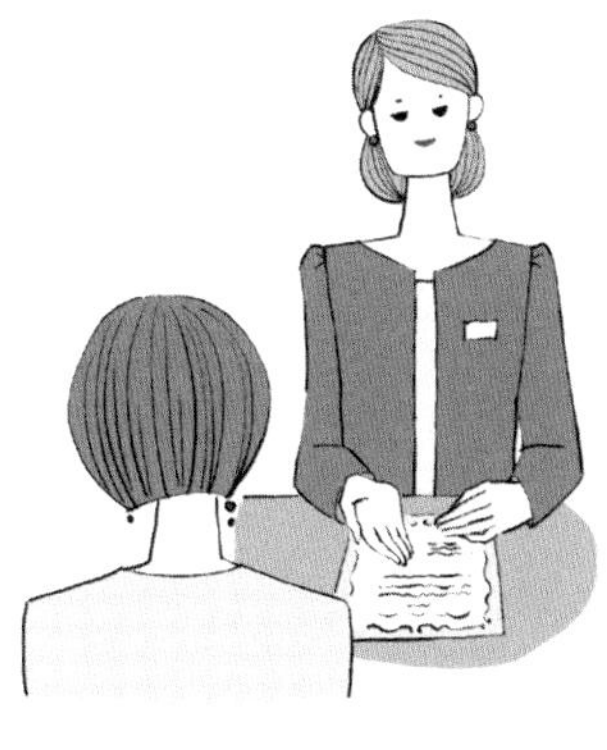

相手に気をつかわせないのが最高のおもてなし

店長として、自分の城を持つことをきっかけに、私は接客スタイルを見直そうと考えました。当時のエステティックサロンは、ソファのお客さまの隣にスタッフがひざまずいて対応をするなど、まるでお姫さまと下僕のような接客が一般的でした。

これ見よがしな挨拶や、お世辞でお客さまの歓心を得ようとしたり。まさにバブリー時代でしたから、フェイシャルとボディコースで10万円ほどいただいていました。

ですが、面白いくらいに一流といわれる方々は、実に控えめ。それこそカジュアルな装いで、駐車場から真っ直ぐきましたという雰囲気。本来くつろぎにくるのですから、無駄口はたたきたくない、放っておいてオーラ。ただ、今日は話したい気分の場合や、その対応が快感という方も、もちろんいらっしゃいます。

入ってこられたら、瞬時に判断しての対応。余計な気をつかわせないために、表情は穏やかでしたが、頭の中は常にフル回転でした。

一流のお客さまの満足は最高の技術よりも、手から伝わる想いだった

そしてもうひとつ、店長としてはその方に合った施術者を選ぶというのも大切な仕事です。スタッフは、全国から選りすぐりの優秀な人ばかりでしたが、それでも各自、クセというか、色があるからです。

当時のスタッフの中にひとり、飛びぬけて上手なAさんがいました。肌に触れられるだけで心地よく、まさにゴッドハンドの持ち主です。

でもなぜか、次回のご予約にAさんでなくてはと指名するお客さまが少ない！　それに対してBさんは、経験も浅く、技術も未熟です。でも「またあの人でお願いします」とよく言われるんです。不思議に思い、私はAさんの施術を、技術チェックとしてではなく、純粋にお客さまの立場で受けてみました。

その結果、気づいたことがありました。Aさんはあまりにベテランでお客さまである私の反応を見ているようで見ていない。肌に触れた手が「ほ～ら、私、上手でしょ？」と言っ

ているような気さえして、私がAさんに合わせなければならないような圧も感じました。

反対にBさんは、技術に自信がない分、常に目も心もお客さまに向けています。小さな反応ひとつも見逃さず、細やかに気を配るその想いが手から伝わるんですね。そしてお客さまは、それが分かるクラスの成熟した女性たちでした。自分はこの施術者から大事にされている。その満たされた気持ちが心地よく、またこの人にお願いしたいと思ってくださるわけです。その代わり、施術を終えた技術者はフラフラでしたが（笑）。

一流のおもてなしとは、下僕のようにお客さまにつくすことではなく、マニュアル通りの技術や接客に甘んじることなく、お客さまに気をつかわせずに、水面下でいかに気をつかうか。優雅な白鳥の水面下のようですよね。猛烈に水かきしていながらも、一滴の汗も流していないかのような優雅さを保つ。一流のサロンの経営とは、そのプロ集団をつくることでした。

四十目前、人生を見直すことに……

好きな仕事に夢中になっていると、時がたつのはあっという間です。私は、いつの間にかアラフォーになっていました。そして、これまでの自分を振り返ってみた時、仕事しかしてきていないことに気づきました。

化粧品会社、脚の専門サロン、ホテル内のサロンと職場は変わったけれど、働き方は変わっていない。仕事、仕事で、長いこと海外旅行にも行っていませんでした。

四十を目前に、そろそろ働きすぎの生活を変えるべきだと思いました。職場を変えたとしても、エステティックサロンの仕事を続けたのでは、同じことの繰り返しになるでしょう。働き方を根本から変えるため、接客の現場から離れ、今までの経験を生かして美容コンサルタントを目指すことにしました。

自然由来のアイテムは使う人によって効果が変わる

そんな時期に、新卒で働いていた化粧品会社で海外事業部のトップを務めていた方と再会しました。その方は、ドイツのオーガニック化粧品を扱っていて、エステ展開をしていくための人材を探していました。

最初はコンサルタントとして、販売先などに関する相談を受けていました。でもその化粧品を知れば知るほど、よさを実感。もっと深く関わりたいと思い、事業部長としてその方の会社に迎えてもらうことになったんです。

扱う商品は、ドイツの老舗メーカーが厳選した原料からつくりあげるオーガニック化粧品。「食べられない化粧品はつくらない」というコンセプトにも共感しましたが、何よりも魅力に感じたのが、**自然の力と人の思いが結びついた時に生まれるパワーの大きさです。**

質のよい製品なので、何も考えずに使うだけでも一定の効果はあります。でも製品を正しく理解し、そのうえで「美しくなりたい」という思いを込めてケアをすることで、確実に効果がアップするんです。

あるエステティシャンに自社商品を使ったフェイシャルケアを受けた時、クレンジングだけなのに心をとろかすほど心地よかった！ そしてクレンジングを終えた後は、コースを終えたように肌がすばらしい状態になっていました。

私は仕事上、一流の施術をたくさん経験しています。でもケミカルなアイテムを使ったケアでは、施術者によってこれほどの効果の差を感じたことはありませんでした。

もともと自然界に存在する天然の原料には、ケアを行う「手」を介して人の思いが伝わるのではないか。そしてその思いが、原料の持つ力を高めるのではないか……。こんなふうに感じ始めたことで、オーガニック製品に対する興味が深まり、ケアをする際のWill（意志）の重要性も考えるようになりました。

更年期の不調は体だけでなく心にも起こる

会社では仕事環境やスタッフにも恵まれ、毎日がとても充実していました。でも今思うと、50歳を過ぎた頃から、不調とはいえないほどの小さな変化が起こり始めていました。

たとえば上司と意見が食い違った時、これまでのように粘らずに途中で引いてしまったり、仕事が楽しいと思えなくなったり。私生活でも、コミュニケーションをとるのが面倒に感じられて、パートナーとの同居を解消したりと。

典型的な更年期症状である「ホットフラッシュ」を経験したのもこの頃です。プレゼン中に突然体が熱くなり、一気に汗がダーッ。「この製品は、最高です!」なんてセリフも、汗をボタボタたらしながら言ったのではうそをついているみたいですよね。

モチベーションが保てず、落ち込むことも増えていきましたが、その時の私は「がんばりが足りない」と自分を責めていました。

美容に携わる者として一般的な知識は持っていましたが、「更年期症状は他人事」でした。自分で自分をコントロールできないことに、ただいら立ちと絶望を抱えることになったのです。

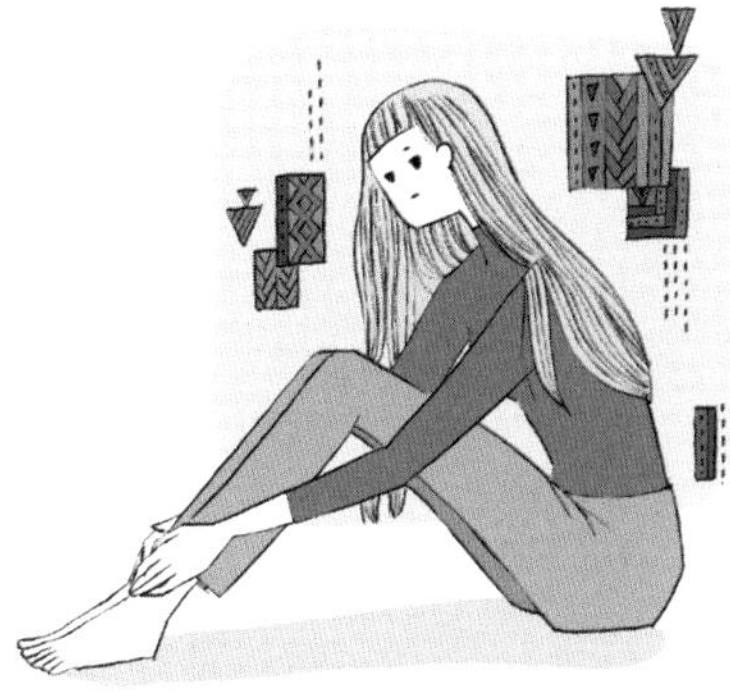

変化していく女性の体と向き合うことが私のライフワーク

自分の心身の不調が気になり始めた頃、母が老人ホームに入居することになりました。あの母にホーム内でボーイフレンドもでき、娘としては亡くなったお父さんにごめんなさいと思いながらも「赤いセーターが着たい」という母を見るのは喜びでした。

ホームの生活は便利な分、体を動かさなくなります。運動不足が気になった私は、母に踏み台昇降ができるグッズを渡しました。でもある時、けがの防止を理由に、ホーム側から母のエクササイズを止められてしまったんです。

運動量が減って足の筋肉が衰えたせいか、その後、母は転倒して骨折。気力も下がり、母から笑みが消え、ボーイフレンドのボの字も言わなくなりました。そして車椅子での生活が始まると、認知機能もどんどん低下してしまいました。何かできることはないだろうかと調べていく中で、私は衝撃的な事実を知りました。

日本人の寿命は長いけれど、不自由なく動ける「健康寿命」は短い。女性の場合、寝たきりだったり介護が必要だったりする期間が約12年もあります。日本は要介護要支援期間が世界一長い国だったんです。

それまでの私は、「長生き＝元気」というイメージを持っていました。それは大間違いだったことに気づかされました。

12年というと、子どもが生まれて小学校を卒業するという期間。そんな長い間、他人様のお世話にならなければならないのが、がんばって生きてきた日本女性の最後だなんて。私もそうなるの？　これってみんな知っているの？

目からうろこの講義で女性ホルモンへの扉が開く

ちょうどその頃、顧問の美容家の社内教育がありました。その日のことは、今でも鮮明に覚えています。20歳の時のメイクアップアーティストが私の人生を変えたように、この日の一時間ほどのレクチャーがその後の私を変えたのです。

その日開始早々、話は予定していたテーマとはまったく関係ない方向へ広がり始めました。

最初は「早く本題に戻って！」と心の中で思っていたのですが……。意外なことに、聞いているうちに私自身がどんどん引き込まれてしまったんです。

その時の話題が、「女性ホルモン」。分泌量は年代によって変化することは知っていましたが、衝撃的だったのは、更年期平均の45歳から55歳にかけて急激に減少してしまうこと……。女性ホルモンの恩恵がなくなると、いかに女性の体は変化してしまうのかを、ご自身の経験も踏まえ、一気にホワイトボードに書き連ね熱く語ってくれました。

当時は「女性外来」などを設置する病院や、月経のトラブルや更年期といった「病気とはいえない不調」を専門家に相談する場は少なく、女性特有の体の悩みを口に出しづらい空気も、まだまだ根強かった。

目からうろこの内容に、ただただ目を見張るばかり。そして、20歳の時の私に大きな転機が訪れたのと同じように、このたったの一時間ほどで、まるでワープしたかのように第二ステージに立つ私がいたのです。

人生１００年時代、後半を美しく生き抜くには

その後、私はすぐに女性ホルモンとそれが及ぼす女性の体の変化に関する勉強を始めました。

そして学ぶうちに、**女性が本当の美と健康を手に入れるためには、女性ホルモン抜きには語れないのではないか。**そんな気持ちが、どんどん強くなっていきました。そして、「女性ホルモン」「更年期からの女性の体」について、もっと突き詰めて学んでみたくなったのです。

それはまさに自分自身が直面していることでもあり、これを追求せずに美容業界人としては終われない！　そう気づいた時、私は辞職することを決めました。

化粧品や美しく装うこと、エステでの至福の時といった美容の表舞台の任務を終了して、女性に訪れる人生後半の落とし穴とも言うべき裏舞台、それが私の第二ステージでした。

その舞台は、表舞台とは違って心浮き立つものでは決してなく、できれば見ないふり知らないふりができたらいいのに……そんな内容ばかり。でも、学び突き進むうちに、その闇の部分にも必ず光が当たることを知ることになったのです。

わかっちゃいるけどどうにもならない。絶不調の日々

「ライフワークをみつけて会社を辞めた」というと、とても前向きなようですが、その時期の私は更年期の真っ最中で、心身ともに絶不調。また、在籍してお世話になった会社との間に「二年間は取引先にコンタクトしない」というお約束をしたので、すぐに新しいこ

とにとりかかれるわけでもありませんでした。

会社を辞めた翌日から、私には、「やらなければならないこと」がなくなりました。これまでは毎日、メイクしてハイヒールを履いて出勤していたけれど、もうそんな必要はないわけです。更年期であっても何とか奮い立たせて生活していたのが、ぷつんと切れ、私は一気にうつ状態になってしまいました。

昼間もカーテンを閉め切った真っ暗な部屋で、本を読んだりぼんやりしたり。火を灯したキャンドルをじーっと眺め続ける……なんてこともありました。

自分はどうしようもなく落ち込んでいて、みっともなくて、毎日モグラみたいな生活をしている。そんなことは、自分でもよくわかっていました。それでも、どうにもならない。抜け出したいのに、どうしても抜け出せなかったんです。

自分の体に足りないものは補充するのではなくつくり出すべき

そんな私を見かねて、ある方が海外の特殊なホルモン補充療法をすすめてくださいました。私の不足しているホルモンを必要量だけ補充するもので、私の場合は六種類、その中には膣剤もありました。高額でしたが、効果は想像以上でした。

薬を使った翌日、鏡の中の自分があまりにも違って見えたのです。

何が違うのか、最初は分からず、でも美容家ですから、皮膚やフェイスラインが違うのかな、などついすみずみまでチェックして追求してしまうわけです。

そのうち、違いは黒目の色と輝きだと気づき、それまでいかに腐った魚のような目をしていたのかと、自分に愕然としました。それと同時に、生きているという実感が奥底から湧き上がってきたのです。

それからというもの、ごはんはおいしいし、花はきれいに見えるし、男性にも目が行くように。まさにモノトーンの世界から、バラ色の人生へ突入！　この補充療法を一生続けたい！　と思いました。

その補充療法を学び、広げていきたいと思っている時に、その治療法に詳しいドクターとふたりっきりで話す機会を得ました。もう嬉しくて色々と質問攻めにしたのですが、最後にそのドクターは、「よく勉強しているからいうけれども、そこまで補充してしまうってことは、あなたが自らつくろうとする力は枯渇していくのよ」

なんということでしょうか。これさえあれば！　という思いでしたから、その一言は息が止まるほどの衝撃でした。しかし不思議なことに、一瞬でそのことが理解でき、ストンと腑に落ちたのです。

「補充するものには限界がある」「それが完璧であればあるほど、その機能は退化してしまう」

補充するものから、一生恩恵があるのだとしたら、代行してもらうのは確かに魅力的です。しかし、その効果は期間限定で、徐々に自分で戦う能力を失わせてしまうのだとしたら……。

これは、美容に限ったことではないのです。

人生も同じです。他力本願で人生を乗り切ろうとすれば、うまくいっている間は楽ができてラッキーと思われるかもしれませんが、そのラッキーはいつまでも続くものではありませんよね。

自力に勝るものはないのです。もともと、人間に備わっている「自然治癒力」。これまでも知識として知ってはいましたが、この時身に染みて理解できたのです。

効果はそこまで大きく期待できないけれど、外から補充するのではなく、自らの力を活性化する、そんな方法はないか。

退職後二年間の準備期間中、私はずっとこのことを考え続けていました。

時間をかけて学んできたことがつながってひとつのメソッドに

ある朝、「ああ、私はもう怖くない」という瞬間が訪れました。突然の「うつ抜け」です。グラスの中に一滴ずつたまっていった水が、最後の一滴が加わった瞬間にあふれ出すような感覚。あの瞬間を、今でも鮮明に覚えています。

蟻地獄のようなところから、ヒョイと顔を出したような、そんな感じです。どうやって抜け出せたの？　とよく聞かれるのですが、機が熟したとしか言えないのです。ただ、地味に自分の追求することを学び続けたことと、潜在意識の中ではこんな日が来ることを、わかっていたような気がします。

知識がないばかりに自分を責めて、色々なものを手放した自分。そして母の最期。「避けることができたんだ……」と理解でき、自分がなすべきことが鮮明になり、これまで闇だったところに、まさに光が当たった瞬間、引き上げられたのでした。

そこからは、一直線。

自らの経験と学びから、**薬などに頼らずとも、自ら健康に美しく癒やしていく力が本来備わっていることがわかりました。その機能を邪魔するものとの闘いに、いかに勝利するかが鍵**になるわけです。

その答えは、寝ている間の「自社工場」にありました。日々のメンテナンスに勝るものはない。そして一番手っ取り早くて、一番効率が良い、そんな器を女性は持っている。それを使わない手はない。

こうして、ヴァージナル・セルフケアへとすべてがつながっていったのです。

第 3 章

自分の体に関する女性の知識は勘違いだらけ

自分の体のことって、意外なほどわからないもの。年齢とともに変化していく女性の体は、繊細で、それでいて奥が深く、とても神秘的。ヴァージナル・セルフケアの具体的な方法の前に、まずはあなたの体を知ることから始めましょう。

「いつもの自分」について、当てはまるものをすべてチェックしてください。

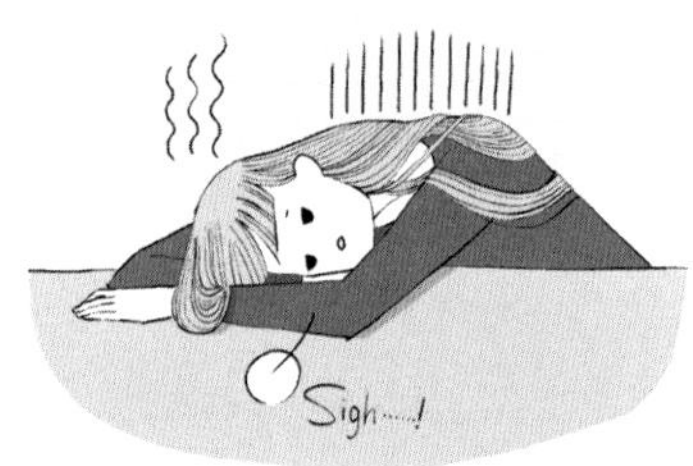

全身症状について

- □ 眠りが浅い、寝付きが悪い
- □ 低体温や冷えが気になる
- □ 疲れやすい
- □ 肩や首などが凝りやすい
- □ 風邪をひきやすい
- □ 太りやすく、痩せにくい

デリケートゾーンや排泄について

- □ 生理痛、生理不順、PMS（月経前症候群）などがつらい
- □ デリケートゾーンのにおい、かゆみ、乾燥などが気になる
- □ 尿もれや頻尿が気になる・予防したい
- □ 便秘、痔など、排便時に気になる不調がある
- □ 膣のゆるみが気になる
- □ 性交痛がある

1～5個

ちょっと努力ゾーン

自分では気づいていないけれど、疲れがたまり始めているかも。自分をいたわる気持ちを持つことを心がけて。

チェックの数

／20

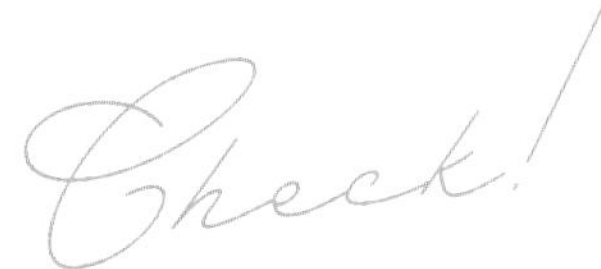

こんな悩み、ありませんか？

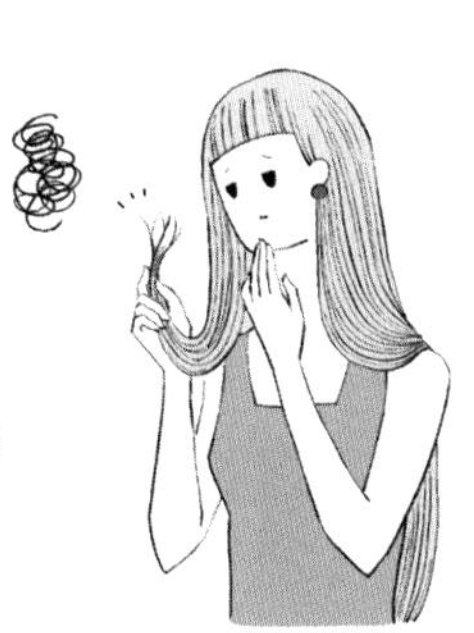

美容について

- □ 薄毛、髪のパサつきが気になる
- □ 肌のハリやツヤがおとろえてきた
- □ 顔やボディラインのたるみが気になる

メンタルについて

- □ 意欲がわかない
- □ イライラする、ストレスを感じる
- □ 気持ちが沈みがち
- □ 集中力が低下したように感じる
- □ 性欲が減退している

11 個以上

ライフスタイル見直しゾーン

体にも心にも、かなり負荷がかかっていそう。本格的に調子をくずす前に、毎日の生活習慣を見直してみて。

6 〜 10 個

要注意ゾーン

毎日、ちょっとがんばりすぎているかも。疲れている時は無理をせず、きちんと休むことを意識しましょう。

女性の体は
年齢とともに変化していく

女性ならだれもが、自分の体に周期的な変化があることを実感しています。一番わかりやすいのが、28日前後の周期で起こる月経。月経に伴って、体調やメンタル面にも好調・不調の波があります。

こうした体のリズムをつくり出しているのが、卵巣でつくられる女性ホルモンです。女性ホルモンには、「エストロゲン（卵胞ホルモン）」と「プロゲステロン（黄体ホルモン）」の2種類があり、それぞれ28日前後の周期で分泌量が変動しています。

女性ホルモンは、妊娠の成立&継続に欠かせないものです。同時に健康や美容に関わる作用もあるため、月経以外の体調の変化にも影響を及ぼします。

たとえばエストロゲンには、肌や髪の潤いをアップしたり女性らしいボディラインをつくる働きがあります。そのため、分泌量が増える月経後は肌の調子などもよく、体調もメンタルも「調子がよい」と感じる人が多いんです。

反対に月経前の一週間ほどは、ややぐったりしがち。「PMS（月経前症候群）」と呼ばれるのは、この時期に現れるさまざまな不調のことです。調子が今ひとつ……なんて状態になるのは、体に水分をためこんだり眠気を起こさせたりするプロゲステロンの分泌量が増えることが原因です。

年齢に応じて女性ホルモンの分泌量が変わる

女性ホルモンの分泌量の変化は、約28日周期で起こるものだけではありません。女性の「一生」を基準にして見直してみると、よりダイナミックな変化に気づくはずです。

女性ホルモンの分泌量は思春期から増え始め、やがて初潮を迎えます。その後、20〜30代の成熟期には約28日周期のサイクルが安定します。でも、人間は永久に若さを保てるわけではありません。個人差はありますが、40代半ば頃からはエストロゲンの分泌量が急激にダウン。閉経後も副腎や脂肪組織からつくられますが活性は弱く、成熟期の10分の1程度しか分泌されなくなってしまうんです。

一生のうちで分泌される量は、なんとティースプーン一杯。この一杯に私たちは翻弄されるわけです。

ちなみに「更年期」とは、閉経をはさんだ前後10年のこと。日本人女性が閉経を迎える平均年齢・50歳を基準にすると、45～55歳頃にあたります。この時期に「更年期障害」と呼ばれるさまざまな不調に悩まされるのは、どうしてでしょうか。

加齢により卵巣機能が衰え、血液中の女性ホルモンが減少すると、脳から「もっと働け」と指令がきます。ところがいくらいわれても、卵巣にはもうその力がありません。今まであって当然のものが、ある時期からガクンと減っていく。それに納得ができない脳と、そういわれても困ります、の卵巣。さらに脳内では司令塔と自律神経を司る部署がご近所のため、脳からの影響を受けて自律神経までもが暴走することに……それが、更年期障害です。

でも、人体は不思議ですね。その争いも、やがては折り合いがつくんです。

更年期障害による影響は人それぞれですが、時々「私は更年期なんてなかった」という方がいますね。それは症状が出なかったというだけで、症状が出なくても、体の中では閉経して卵巣はお役御免になり、その結果卵巣からは女性ホルモンはつくられなくなるのです。

ただ、誤解しないでいただきたいのが、「女性ホルモンが減る＝女性らしい美しさを失う」ということではありません。そもそも、女性らしさとは何かということにもなってしまいますが……。

神様が与えてくれた、種の保存のための女性ホルモンから逸脱（いつだつ）してしまいますが、その時に正しいケアをすることで、女性性の底力が目覚めていきます。

本当に、体の持つ神秘性はおもしろいとしか言いようがありません。捨てる神あれば、拾う神ありというところでしょうか。

年齢とエストロゲンの分泌量のイメージ

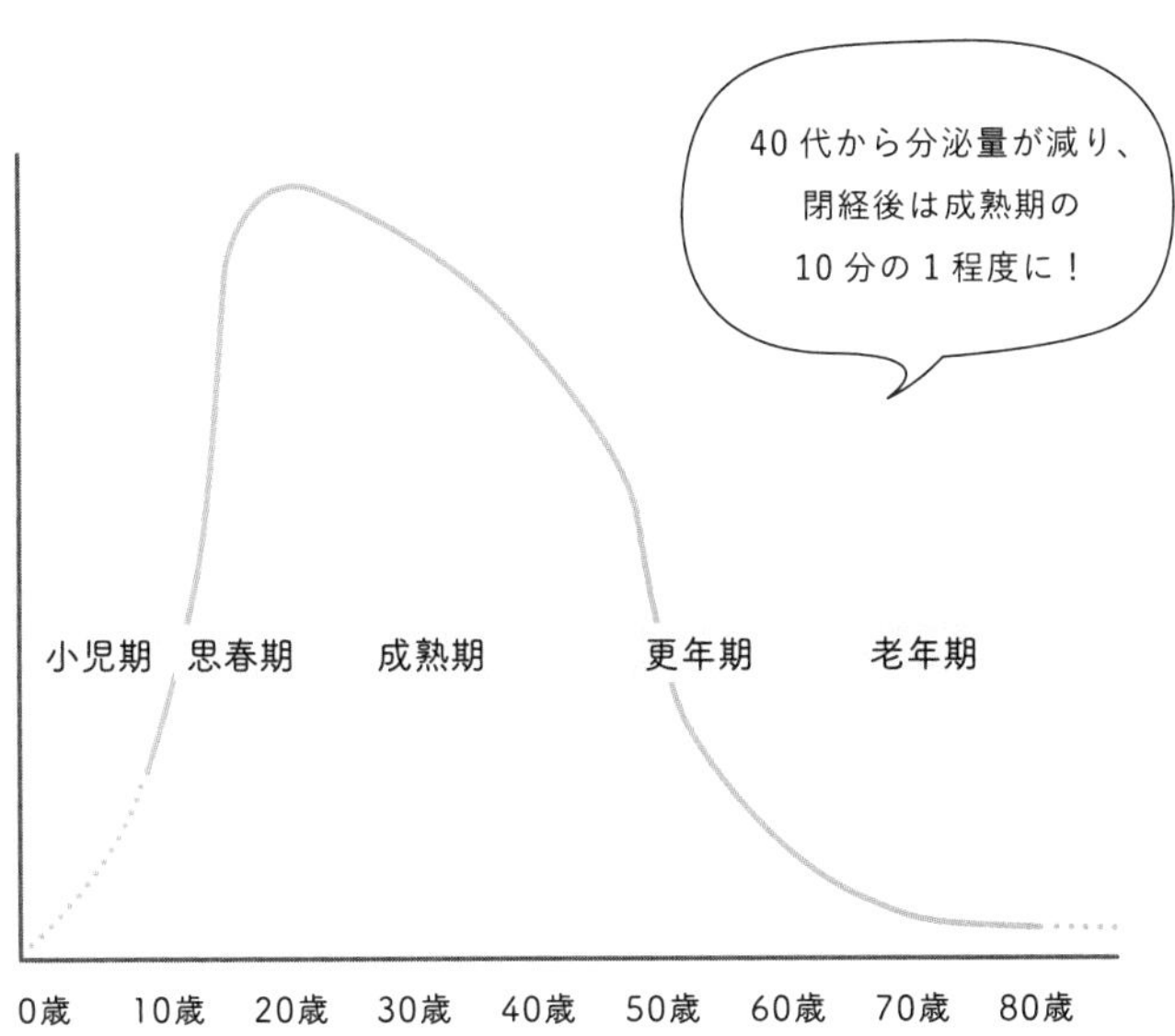

閉経したらエストロゲンは関係ない?!
大間違い、ここからが勝負です!

閉経前はふんだんに分泌された卵巣からのエストロゲン。こちらは卵巣機能の低下により店じまいを余儀なくされます。

でも安心してください。それ以降もエストロゲンを上手に活用する方法があるのです！なぜなら閉経後も、わずかの量ですが副腎や脂肪組織により、つくられるからです。

量が問題！　そう思われるかもしれませんが、そうでもないのです、おもしろいことに！ホルモンが血中に大量に分泌されていても、それを受け取る受容体（レセプター）が薬物やストレスなどで閉じられている場合は、ある意味垂れ流し状態に。ですが、**自然治癒力が高く、体内の健康になろうとする針が正しく12時を向いていると、わずかな量であっても受容体は貪欲に取りに行き、有効活用しようとします。**

私は、よくこれを「流し素麺」にたとえます。若い時は滝のように流れてくる、でも受け取る気がさほどなく、素通りさせてしまうことも。閉経後は流れてくるのはわずか数本（笑）でも、逃すまいとしっかり取りに行く。

さてどちらがエストロゲン効果を発揮するでしょうか。55歳を過ぎても、艶っぽい女性でいることは可能なのです。豊かな髪や、柔らかい肌、バストの張りも保てます。

人生後半こそ、女性ホルモンを味方につけましょう。

そのためにも閉経後はとくに、ヴァージナル・セルフケアが必要になります。

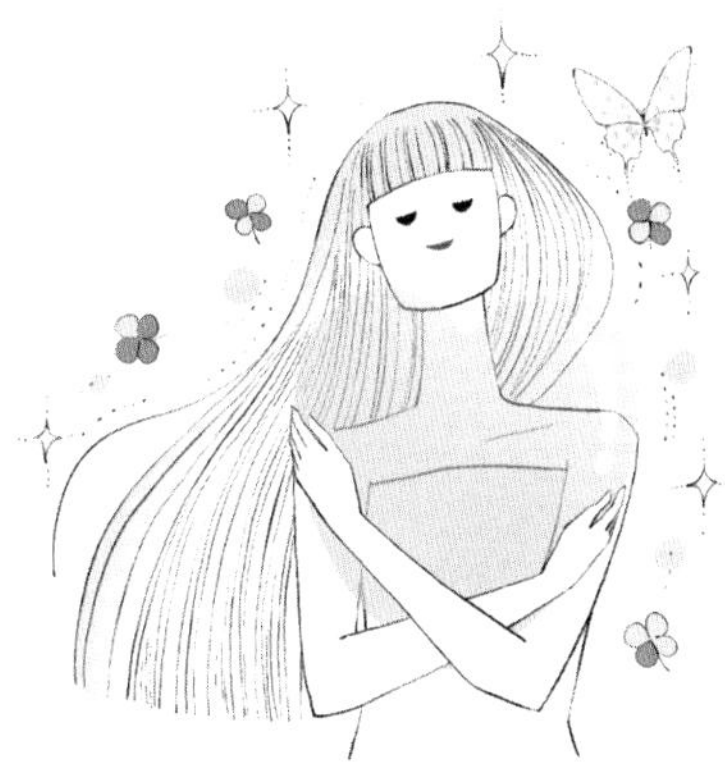

健康と美をキープする鍵・成長ホルモン

私たちの体内では常に、エネルギーをつくり、新しい細胞を生み出す「代謝」が行われています。病気やけがが治るのも、髪や爪が伸びるのも、すべて代謝のおかげ。そして、代謝の仕組みに深く関わっているのが「成長ホルモン」です。

成長ホルモンは、脳から分泌されるホルモンの一種。子どもの頃は骨や筋肉を育て、体を成長させるために働きます。去年買った服が今年は着られないと親を悩ますのは、この成長ホルモンの仕業だったのです。分泌量がもっとも多いのは思春期。それ以降は減っていきますが、分泌は続きます。

大人に関していえば、成長ホルモンのおもな役割は体の修復です。傷ついた細胞を新しいものに入れ替える働きを促し、体の機能を維持したり疲労回復を助けたり。それに伴い、もちろん肌や髪の質もよくなっていきます。**健康と美、若々しさや快適な体には、成長ホルモンが大きく関わっているのです。**

成長ホルモンは眠っている間に分泌される

成長ホルモンは、おもに眠っている間に分泌されます。もっとも分泌量が増えるのが、眠りについた直後の「深い眠り」の間です。ポイントとなるのは、眠りの深さ。長時間寝ても、睡眠の質が良くなければ成長ホルモンは分泌されません。

ヴァージナル・セルフケアの二本柱は、マッサージと睡眠です。

お休み前にマッサージをして骨盤内の血流が良くなると、自律神経の安定にもつながり自ずと眠りは深くなります。そして良質な睡眠時に分泌される「成長ホルモン」が全身の代謝とデトックスを促し、それが美と健康につながるという仕組みです。

「成長ホルモン」は別名「若返りホルモン」。深い眠りの間につくられる自家製の美容液でありサプリメントが、ツヤツヤの肌や髪、そしてパワフルな肉体をつくります。補充するために借りてきたものとは、訳が違います。

日中いっぱいになった脳のゴミ箱は眠っている間に空っぽにする

「成長ホルモン」を分泌する「深い眠り」は、さらにもうひとつ、私たちの体にとって大変重要な仕事をしてくれています。

それは、脳の疲労を取る仕事です。

「疲れた〜」こう自覚させるのは、体ではなく、実は脳。

脳疲労を取ることは、人生の後半も元気に生き抜くためにとても大切なことなのです。


日中にいっぱいになった脳のゴミ箱を眠っている間に空っぽにする。

その作業も、本来私たちに備わっている働きです。

ですが、その空っぽにすることができないでいると、いつしかためたものが処理できない、疲れがたまる、やる気が出ない……そんなことが続き、やがてそれがアルツハイマーの原因のひとつと言われている「アミノイドβ」をためることにもつながっていくのです。

ある日突然、認知症になるわけではありません。

45歳くらいから、20年以上かけて発症します。ある程度の年齢になったら、だれしも発症の可能性がゼロというわけにはいきません。ほとんどの人が、認知症予備軍（MCI）として生きるわけです。


発症するか否かは、脳のデトックス能力にかかっています。

脳のゴミ箱を空っぽにする、その本来の機能を活性化するためには、脳が自ら修復しやすいように、できる限りのセッティングをすること。

脳のゴミは、一カ月分まとめてお掃除、というわけにはいきません。その日のゴミは、その日のうちに捨てる。

ヴァージナル・セルフケアは、**全身の血流を良くして、自律神経のバランスをとり、深い睡眠へとお膳立てをすることで、本来の機能を呼び起こす、脳にも嬉しいケア**なのです。

血行改善は最強のセルフケア

人の体内を流れる血液の量は、体重の約13分の1と言われています。体重が50キロの人なら、血液の量は約3・8キロにもなります。血液は、心臓から送り出されて心臓に戻る循環を続けています。血液のさまざまな役割の中で、とくに注目したいものがふたつあります。

ひとつめが、「運ぶ」こと。酸素や栄養、ホルモンなどを全身の細胞に届けるのは、血液の仕事です。さらに、それぞれの細胞から二酸化炭素や老廃物を受け取って持ち帰り、酸素と栄養たっぷりの血液に再生してから再配達する……という仕事を繰り返しているんです。

ふたつめが、「温める」こと。血液は酸素や栄養とともに、体のすみずみまで熱も届けています。真冬に気温が氷点下の屋外にいても、「体温がマイナス五度になっちゃった！」なんてことにはなりませんよね？　これは、温かい血液が常に流れているおかげです。

冷えた体には栄養も行き渡らない

多くの女性を悩ませる「冷え性」とは、体温が低いわけではないのに手足などが冷たくなる症状。おもな原因は、血行が良くないために手足の先まで十分な熱が届かないことです。

冷え性の問題は、冷えがつらいことだけではありません。全身の血管はつながっているのですから、体のすみずみまで十分な血液が行き渡らないということは、全身の細胞に送られる酸素や栄養の量も少ないということ。これでは、新しい細胞と古い細胞を入れ替えるペースも落ちてしまいますよね？　**血液の流れをスムーズに保つことは、美と健康を守るための基本中の基本です。**

ヴァージナル・セルフケアで心地よく暮らせる体を手に入れる

一般的なスキンケアや体調管理法は、「この化粧品を使うと肌のハリがアップ！」「このサプリメントを飲めば若々しさがキープできる！」などというものがメイン。加齢などにより不足したものを補うことで効果を出す、という考え方が基本になっています。

でも**ヴァージナル・セルフケアは補うためのケアではなく、必要なものを「自分でつくり出す」ためのケア**です。

ヴァージナル・セルフケアは、体を温める入浴からマッサージへと続きます。マッサージの際にオイルを使うことをおすすめしていますが、これはマッサージする際の摩擦を減らすことがおもな目的。経皮吸収が高い箇所ですので、酸化していないか、害のある成分が含まれていないかなど注意は必要ですが、絶対的にこれでなくてはというものではありません。

肌への負担が少ない良質なオイルであればＯＫ。好みのものを選んでください。

心身を整えれば、自力で美しくなれる

デリケートゾーンのケアなのに、なぜ全身に効果が現れるの？　と不思議に思う人もいるかもしれません。でも、不思議でもなんでもありません。

忘れないでください。**私たちの体には、自分の力で不調を治す自然治癒力が備わっていることを！　ただし疲労やストレス、不規則な生活などが重なると、自然治癒力は低下してしまいます。その結果、修復しきれない不調に悩まされることになるのです。**

ヴァージナル・セルフケアが目指すのは、本来の能力を発揮できる体を取り戻すこと！自分自身としっかり向き合い、心と体のコンディションを整えさえすれば、自ら美しくなろうとする力をよみがえらせることができるんです。

人生後半戦を自分らしく生き抜く
賢い女性の３原則

ヴァージナル・セルフケアを具体的に始めていただく前に、総括として
「人生後半戦を自分らしく生き抜く賢い女性の３原則」を以下にまとめました。
タイムリーに後半戦を生きようとしているあなたも、まだまだ先だわ、という
あなたも、ぜひこの３原則を心のどこかに留めていただき、
これからの人生を、あなたらしく謳歌していただきたいと思います。

1 人生100年時代に
他力本願は通用しないことを知る

2 人生後半も**女性ホルモンを味方につける**
（エストロゲンは偉大なる力）

3 **膣ケアは脳ケアにつながる**から、
上手に利用する
（脳からの指令で体も心も動く）

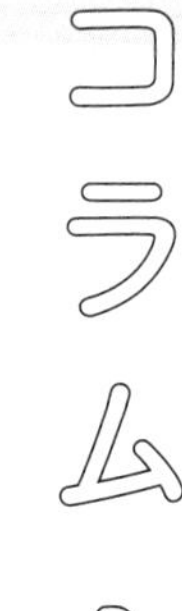

ある程度の年齢になったら良質な脂質は必須！

食に関して、ひとつアドバイスをさせてください。

油イコール太る、中性脂肪や悪玉コレステロールが増えるから控えなきゃ。そう思って、油抜きをしているあなた！　全身が乾燥して、免疫力も低下していませんか？


アーユルヴェーダでは、加齢にともなって、体質はヴァータ（風）よりに、乾燥へと向かいます。全身の細胞が乾いてくる……肌や髪・目や喉、そして膣まわりも。

乾燥することで、外的な刺激から守る働きが弱くなり、感染症やかゆみ、炎症も起こり

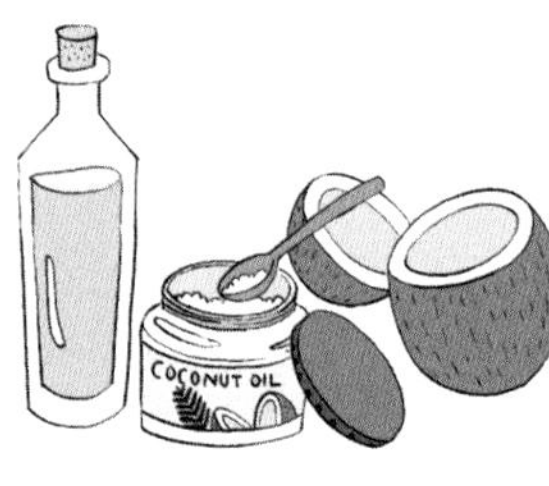

やすくなります。抵抗力・免疫力を下げることになります。
良質な脂質を摂ることを、日々の習慣にしてみてください。まずは分かりやすい点では、全身の潤いやツヤ感が変わってきます。そして、喉の渇き感やかすみ目などにも。

オメガ3系脂肪酸が良いと言われても、アマニ油ですとか、えごま油はちょっと使いづらいですよね。その点、おすすめなのがココナッツオイル。

これから活動するという朝に、スプーン1杯（私は大匙ですが、苦手な方は小匙でも）を摂取してください。私はカットフルーツにココナッツオイルを混ぜて、ヨーグルトを加えていただいています。最後に、クルミやアーモンドなどのナッツ類をのせて。

良質な脂質は、代謝の際のガソリンでもありますし、脳も大喜びです。

そしてその逆に、質の悪い油は極力避けることです。合成油であるサラダ油やマーガリンなどはもってのほか。食材は、裏の原料表示を確認して購入するようにしましょう。

ヴァージナル・セルフケアを始めましょう

ヴァージナル・セルフケアは、すべての女性に必要なケア。難しいことは何もありません。毎日の積み重ねは、きっとあなたの未来を明るい光で照らしてくれるはずです。さあ、ヴァージナル・セルフケアを始めましょう！

Chapter 4

ヴァージナル・セルフケアの3ステップ 入浴・マッサージ・睡眠

ヴァージナル・セルフケアの手順は、とてもシンプルです。まずは夜、お休み前に行うことです。

ヴァージナル・セルフケアは、①入浴、②マッサージ、③睡眠の3ステップで構成されています。入浴とマッサージは睡眠の質を上げるためのものでもあるため、3つのステップをひとつの流れとして行うことに意味があります。

だから、ケアタイムはできるだけ就寝前がおすすめです。

❶ 入浴

あなたはシャワー派ですか？　お風呂派ですか？
どうしてもお風呂に入れず、シャワーであっても、なるべく体を温めることを心がけてください。できれば、ゆっくりお風呂につかって、その日の体と心の疲れを取りましょう。現代の女性はがんばりすぎで、体も心も張りつめていて、閉じられている状態。そのままでは眠りも浅くなりますし、「成長ホルモン」どころか、疲れをため込むことになります。

暑い夏も、実は冷房で体の芯は冷えきっています。ですから、暑い季節でもシャワーですませず、できるだけぬるめのお湯にゆっくりつかってください。音楽を聞いたり、好みの入浴剤を使ったりするのもおすすめです。

リラックスすることが目的なので、高温浴で汗をダラダラかいたり、時間を惜しんでザブンと飛び込みザバーッと上がったり、なんてことは避けましょう。

お風呂タイムは絶対条件ではありませんが、美しく健康になるための加点がとても高い

のです。料理でいえば下ごしらえで、味が上手く染みこむためには、大事な工程ですね。そんなふうにイメージしていただくといいかもしれません。

❷ マッサージ

お風呂上がりには、スキンケアやボディケアをしますよね？　それに加えて、膣まわりのオイルマッサージを日課にしましょう。

適量のオイル（添加物等が含まれない、良質の植物性オイルがおすすめ）を指先にとり、膣の周辺～会陰（膣と肛門の間）～肛門まわりをマッサージします。中指と薬指をそろえ、第一関節より先の指の腹で小さな円を描くようにマッサージ。目的はコリを取り除き、血行を良くすることです。力加減は、心地よく感じる程度でOKです。

会陰は、とくにていねいに。排泄にかかわる骨盤底筋群にもつながっているため、会陰のマッサージは、尿漏れなどの予防・改善にも役立ちます。

座っている時間が長くストレスも多い現代人は、体中が凝っています。**膣まわりをやさしくほぐして血行をスムーズにすると、骨盤まわりから腰、腰から背中、背中から肩や首へ……と、自然に凝りがほぐれていきます。**日中の戦いモードの交感神経から、修復の副交感神経へのスイッチが上手に切り替わります。体中に温かさとパワーを届けるイメージで、マッサージを行うのがポイントです。

❸睡眠

マッサージが終わる頃には、「よーし、今から掃除機がけして、明日の会議の資料をつくるぞ！」なんて張り切った気持ちは、きれいさっぱり消えているはず。昼間の「テキパキモード」が夜の「ゆるゆるモード」に切り替わったら、そのままベッドに入りましょう。

お風呂で温まって上がった体温が下がり始める時が、眠くなる絶好のタイミング。その時にベッドでリラックスしていれば、あっという間に幸せな眠りの中へ。深い眠りによって成長ホルモンがしっかり分泌され、ごちゃついた頭の中の整理整頓も進みます。翌朝は、心身ともにフルチャージの状態で目覚められるはずです。

ヴァージナル・セルフケアの進め方

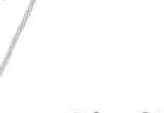

入浴

・ぬるめのお湯にゆっくりつかる
・好きな音楽や香りなどを楽しむ
・忙しさや悩みを頭から追い出して、
　リラックス！

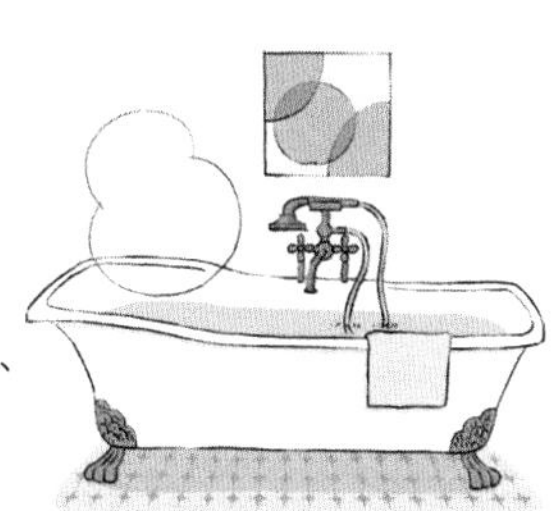

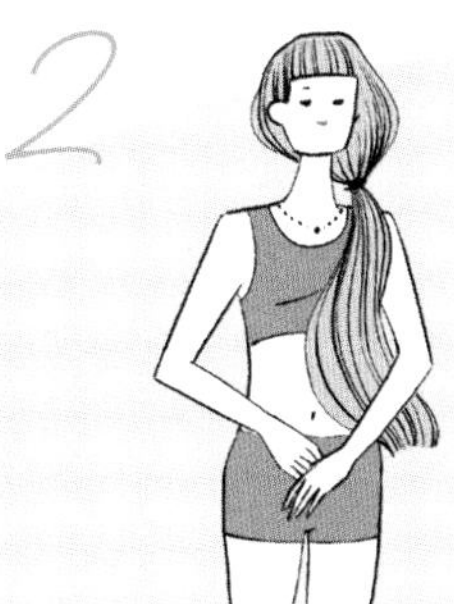

マッサージ

膣まわりをオイルマッサージ

・膣の周辺〜会陰〜肛門まわりをマッサージ
・会陰はとくにていねいに！
・中指＆薬指の腹で、小さな円を描くようにもみほぐす。

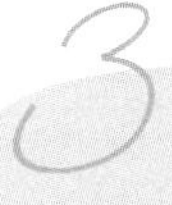

睡眠

体が冷えないうちに
ベッドに入る

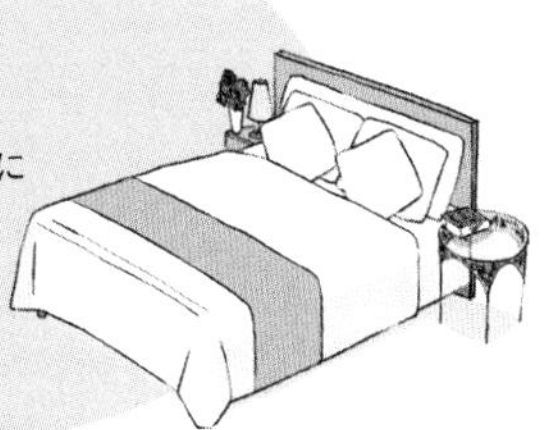

ヴァージナル・セルフケアはすべての女性に必要

50代で更年期障害に悩まされた私は、貴重な数年間を味気ないものにしてしまいました。とくに更年期うつに苦しんだ二年間は、苦しい時期でした。

私だけではありません。友人や知人にも、似たような経験をしている人がたくさんいます。体も心もバランスがくずれる更年期には、「本来の自分」でいられなくなることも珍しくありません。そのせいで選択を誤り、仕事をやめてしまったり、恋人と別れたり、友人を失ったり。

本来なら、50代は「実りの時期」にあたります。50年間もがんばって積み上げてきたものがやっと自分に返ってくる、人生の収穫期なんです。それなのに、心身のゆらぎに振り回されて貴重なものを手放してしまう。こんなもったいないことって、あるでしょうか？

今、振り返ると、私自身は仕事柄、女性の体について一般の人にくらべると知識はありました。ただ、だれしも歩けるうちに、高齢になり、歩けなくなる自分が想像できないように、更年期は他人事だったんです。更年期の不調が訪れても、声を大にしていうのも憚られる、みんな我慢して通り過ぎるのを待つ、病気ではないし……そんな印象のものでした。

ですから、予防に取り組むこともせず、その渦中にいてただ戸惑うだけで、うまく対処することができませんでした。

あの時に、ちゃんとした予備知識があったら、そして「それはあなたのせいじゃないから、自分を責めることはないのよ」と言ってくれる先輩女性がいたら。

次世代を担う女性たちへ、この経験を生かして、同じような思いをする女性を世の中から一人でも減らしたい。

転んでしまってから良い杖を買っても、それは遅いんです。自力で立つ力も意欲も激減してしまっているから。**昔とくらべて、更年期から倍生きるようになった現代女性たちには、「転ばぬ先の杖」が必要なんです。**

生きものである以上、体の老化を止めることはできません。だから、すべての女性は更年期を経験します。**大切なのは、体の変化を迎え撃つ準備をしておくこと。そしてそれ以降を健やかに生き抜く知恵を身につけること。**ヴァージナル・セルフケアは、そのためのメソッドです。

更年期なんて、まだ先？若いからって、油断は大敵！

「更年期」というと、自分にはまだ関係ない、と思う人も多いでしょう。でも若いからと油断はできません。冷えや生活習慣の乱れ、ストレスなどが原因で女性ホルモンのバランスがくずれ、不妊や月経の乱れ、更年期障害のような症状に悩まされる若い女性も少なくないんです。

また、とくに不調を感じていないからケアをする必要がない、ということでもありません。本当に健康ならよいけれど、自分の不調に気づけない人もいるからです。肩凝りが続くと、いつの間にか凝った状態が「普通」になってしまう、なんて経験はありませんか？日々、小さながまんを重ねていると、自分のつらさに鈍感になってしまいがちなんです。

なかでも、**膣まわりの凝りや冷えは自覚しにくいもの。ケアを続けて凝りがほぐれた時に初めて、これまで凝っていたことに気づく人が多いんです。**

ヴァージナル・セルフケアは、薬や特殊なものを使うケアではありません。血行促進がおもな目的ですので、とくに大きな悩みがあるというわけではないけれども、より快適な体を望む、という若い人が行ってもデメリットはありません。将来への備えとして冷えや生理不順など何らかの不調を感じたら、試してみることをおすすめいたします。

女性の人生は50歳で折り返し。将来に備えて折り返し前からケアを習慣に

50代以上の女性の中には、「更年期なんてなかった」と言う人がいます。これは、大きなカン違い。いわゆる更年期障害のような不調に悩まされることがなかったとしても、体は確実に変化しています。

若い頃と同じ体をキープしているつもりでも、だれしも50代にもなれば卵巣機能は衰え、女性ホルモンも大幅に減っています。何もしなければ肌はおとろえ、髪はパサつき、気力も低下。血圧やコレステロール値が上がりやすくなり、骨ももろくなって、転んだだけで骨折！　なんてことも起こったり……。残念だけれど、これが自然の摂理。目を背けないできちんと向き合うべきなんです。

考えるとお先真っ暗……そう思われるかもしれませんが、そうではないのです。

私がヴァージナル・セルフケアを通して伝えたいのは、人生は決して優しいとばかりは

言えませんが、**女性は、より良く生きるための素晴らしい器をもって生まれてきているということです。**

そこから全身に巡らすエナジーは素晴らしい力を持っていて、放っておいたら100年は続かないけれど、日々メンテナンスをしていけば、人生後半においても活躍するということ。そして**女性性の開花に年齢は関係なく、自分自身を慈しみ愛することで、現代の医学や科学では計り知れない可能性を持ち得ている**こと。

現代の女性は、昔の女性よりも倍生きるのです。過去の経験を生かした自分らしい生き方が、人生後半には待っています。いつでも、この瞬間が一番若い。人生をまだまだ楽しみたい、そう願う女性たちの新しい習慣、それがヴァージナル・セルフケアです。

美と健康のために質のよい眠りが必要なわけ

腕を上げる、足を曲げるなど、私たちは自分の体を思いどおりに動かすことができます。でも、どんなにがんばっても心臓の動きを止めたり、食べたものが消化吸収されるのを防いだりすることはできませんよね？　これは、内臓の働きや代謝、体温の調節といった「生きるために必要な機能」がすべて、自分の意思とは関係なく働く「自律神経」によってコントロールされているためです。

自律神経には交感神経と副交感神経の二種類があり、バランスを取りあって働いています。交感神経の役割は、心身を活発にすること。心臓の動きを活発にして血圧を上げ、活動に適した「テキパキモード」をつくり出します。反対に副交感神経は、心身を休ませる時に働くもの。心臓の動きを遅くして血圧を下げ、リラックスした「ゆるゆるモード」に導いてくれます。

本来は、交感神経が活発な時は副交感神経の活動は弱まり、副交感神経が活発になる場面では交感神経が一歩引き……と、お互いに引くべきところは引いてバランスを保ちます。でも、生活習慣の乱れや疲労、ストレスなどのためにバランスがくずれてしまうことも。そうなると、体の機能の調節に不具合が生じ、さまざまな不調に悩まされることになるわけです。では、いわゆる自律神経失調症は、自分ではどうしようもないということ？　果たしてそうでしょうか。

体の修復は眠っている間に行われる

睡眠は、ヴァージナル・セルフケアの重要ポイントのひとつです。なぜ大切なのかといえば、体の修復は眠っている間に行われるからです。これは、車を走らせたまま給油したり修理したりするのは無理なのと同じこと。一日使った体を修復し、エネルギーをチャージするためには、活動を抑える必要があるんです。

私たちの体内では、毎日三千億個もの細胞がつくり変えられています。この工程を、私は「リサイクル工場」のイメージで捉えています。古くなった細胞が体のあちこちから工場に運び込まれ、新品の細胞が出荷されていく。ただし、この工場が稼働できるのは眠っている間だけ。きちんと眠らなければ、体中の細胞の新陳代謝が滞ってしまいます。

また、リサイクル工場で行われる修復作業には成長ホルモンが欠かせません。成長ホルモンは、おもに眠っている間に分泌されるもの。とくに分泌量が多いのが、就寝直後の深い眠りの間です。だから毎日の睡眠は、良質なものであるべき。眠りが浅く、いやな夢ばかり見ている……なんて状態では、成長ホルモンが十分に分泌されず、細胞の修復作業の効率も落ちてしまうんです。結果、体調不良や病気にかかりやすくなってしまいます。

ヴァージナル・セルフケアで
リラックスすれば睡眠の質が高まる

質のよい眠りを手に入れるために必要なのが、副交感神経が主役の「ゆるゆるモード」に切り替えてからベッドに入ることです。やる気にあふれた「テキパキモード」のままベッドに入ると、どうなるか？　目をつぶって横になっても、頭はグルグル活動を続けてしまいます。会社の上司に腹が立ち、家事をしない夫にイライラ。明日は燃えないごみを出さなくちゃ、銀行にも行かなくちゃ、そういえば、洗剤の買い置きはあったっけ……？　こんな状態で、気持ちよく眠れるわけがありません。

だから、寝る前のヴァージナル・セルフケアを習慣にしてほしいんです。お風呂とマッサージで心身をゆるめれば、ストンと深い眠りに入れます。そして体内のリサイクル工場が効率よく働き、全身の細胞の新陳代謝が進みます。

私が推奨するヴァージナル・セルフケア実践者のほとんどの方が、「髪がきれいになった」

と驚かれます。不思議じゃありませんか？　デリケートゾーンをケアして、髪がツヤツヤになるのは。命の維持に関係ない髪は、栄養が届けられる優先順位がもっとも低いと言われています。その髪が美しくなるということは？　眠っている間に、全身のエイジングケアが行われているってことですよね。

肌荒れには美容液、髪のパサつきにはヘアオイル、肩凝りには湿布薬、などと悩み別・パーツ別にケアする必要はありません。骨盤内の血流を良くして、リラックスしてぐっすり眠ることが、最高の美容&健康法だということを知っておいてください。

ヴァージナル・セルフケアはオンとオフを切り替えるスイッチ

あなたは、切り替えが上手ですか。

寝る前まで色々なことを引きずって、脳が休みなく働くという状態のままベッドに入っていませんか？

お風呂に入る時間もケアする時間ももったいないなんてがんばって完璧を狙ったところで、イライラした気分をまき散らすことこそ、周りの迷惑だったりしますよね。

「まずは自分を愛するという選択」は自分勝手でしょうか。**24時間の中で、ヴァージナル・セルフケアの時間は二分ほど。**お風呂の時間を入れても30分です。一日の中にその時間を持つことで、一生ものの体と心を手に入れることにつながるのです。抵抗があるなんていっていられません。さあ、始めましょう！

意志と行動が一致した時体が応えてくれる

何のためにオイルでマッサージしているのか分からないけど、言われたからやってみたというのでは、乾燥した皮膚がしっとり潤った……くらいの効果しか期待できません。お好み焼きの鉄板に、油を一通りひきました、という程度です。

膣のコリは、心のコリでもあるのです。自らを癒やし、自らを高めるエナジーは、本来自分の中にあるのです。ただそのスイッチを入れて、その力を解き放つだけ。

そこには、意識する、という本人の意志(Will)が必要なんです。こうしたWillこそ、ヴァージナル・セルフケアの「核」となるもの。たとえ「入浴してマッサージ」という流れは同じでも、バタバタと五分でお風呂から上がり、他のことを考えながら雑にパパッとオイルを塗って「はい、いっちょ上がり！」なんてやり方をしたのでは、効果は半減してしまいます。

それなりに時間をかけるていねいなケアは、自分の体ときちんと向き合い、自分を癒やし高めよう、という気持ちで行うことが大事です。**大切なのは意志と行動が一致すること。**「もっとこうなりたい」と頭の中で思うだけでも、「とりあえずやっておくか」だけでもダメなんです。

ヴァージナル・セルフケアは、心身を切り替えるスイッチと同時に自らを幸せモードへ導くセレモニーでもあるのです。がんばった一日の終わりのわずかな時間を、自分自身のために、使ってみませんか？

毎日のケアの積み重ねが「老けない体」をつくる

学生時代の同窓会などで、「あれ？　皆同じ年のはずなのに？」と違和感を覚えたことはありませんか？　40歳なのに30歳ぐらいに見える人もいれば、50歳近くに見える人もいます。この差は何でしょうか。

服装や髪形・メイクに気をつかっても、なんだか疲れて見えてしまう。若さを連想させるイキイキとした印象は、繕うものではなくにじみ出るものなのです。そして、それは同窓会だからとにわか仕込みで何とかしようとしても、ある程度の年齢になると誤魔化しがききません。

寿命や老化の研究の中には、ふたごを対象に行われているものがあります。さまざまな研究からわかっているのが、老化の進み方には、もって生まれた体質以上に環境や生活習慣が強く影響しているということ。たとえば同じＤＮＡを持つ一卵性のふたごでも、たばこを吸う習慣があるかどうかで、一定の年齢以上になった時の「老け方」が違ってくる……なんてことが起こるわけです。

これってつまり、「環境が体をつくる」ということですよね？　喫煙のように体に良くないことが老化を進めるのだとしたら、その反対もアリなはず。体に良いことをすれば老化を遅くすることができる！　と考えてもいいのでは……？

私たちの体には「良い方向へ向かう力」が本来備わっている

ヴァージナル・セルフケアは、若さ（＝健康と美しさ）を保つ習慣のひとつです。一日の終わりに自分をいたわり、リラックスしてぐっすり眠る……。当たり前のようだけれど、毎日の生活にこのリズムを組み込んでいくことには大きな意味があります。**毎朝気持ちよく目覚めれば、元気に活動することができます。そしてその日をより充実したものにできます。その積み重ねがその人の人生となる**のです。

そして元気な自分に慣れてくると、精神的なエネルギーも充実してくるので、新しいことにもチャレンジしてみようという気持ちにもなります。

こうした変化が自然に起こるのは、**私たちの体に「より良い方向へ向かおう」とする性質があるからです。人体は自らを快適に生かすために全身に指令を送ります。**傷があれば修復しようとし、いつだってもっと元気に、快適になろうとしています。でも、疲労やストレス、生活リズムの乱れなどが、それを邪魔してしまう。だからまずは、本来持っている「より良い方向へ向かう」ことができるように、その邪魔をする楔を外す必要があるのです。

ヴァージナル・セルフケアは畑の土づくり

私は、ヴァージナル・セルフケアを「畑の土づくり」にたとえています。肥料を山盛り与えても、土がカチカチでひからびていたのでは、元気な野菜は育ちません。最初にするべきなのは、土を耕してやわらかくほぐし、空気をたっぷり含ませることです。こうすることで初めて、植物が十分に根を伸ばせるようになります。

毎日のヴァージナル・セルフケアは、畑の土を耕す作業です。カチカチがフワフワになり、根が気持ちよく伸ばせるようになるには、ある程度の期間が必要ですよね。

ただ嬉しいことに、「耕す時間＝がまんの時間」ではありません。ケアの時間は、リラックスした心地よいものだから。毎日のケアを楽しんでいるうちに、自然に「よい土」ができ上がってきます。

十分に土が耕されて体も心も良い状態になると、自然治癒力が本来のパワーを発揮します。**寝ている間に体の修復と脳の整理を終え、毎朝、新品同様の体で始動することができる！　このリズムができ上がれば、当然、老化のペースも遅くなっていきます。**土がよければ肥料や農薬を与えなくてもおいしい野菜ができるように、体のベースさえ整えれば、特別に色々なことをしなくても健康と美しさは自生し、豊かな実をもたらせることができます。

がまんとは自分を粗末にすること

女性特有の悩みの多くは、男性だけではなく同性にも言いにくいこと。生理でつらいことや、不妊で悩んでいること。性交痛があるのに、言い出せない。尿モレがあって、旅行に誘われても……。

これらは、声を大にして言うべきことではないし、密やかにがまんすることが美徳である……この日本女性のがまん強さは、だれのためでしょうか。

体調が悪くても、自分ばかり忙しくても、理不尽な目にあっても、条件反射のように耐えてしまう。たぶんそれは、がまんが美化されているから。幼少期からがまんする子はいい子だ、立派だと大人に褒められる。手間がかからない子ども、妻が求められる。

でも、果たしてそうでしょうか。それで手に入れる称賛に価値はありません。なぜなら、それは女性を幸せにしないからです。そして、不幸な女性といる男性も子どもも、仕事場でも同じこと。**フェムテックが世界中でムーブメントを起こしていますが、最も必要とするのは日本女性ではないでしょうか。**

★フェムテックとは…

フィメール（女性）とテクノロジーを組み合わせてつくられた造語。出産や月経、不妊、更年期など、女性特有の健康課題を解決するテクノロジーや、それらを使った製品、サービスのこと。具体的には、生理周期を予測するアプリ、生理用ナプキンを使わない吸水ショーツなどがある。

人間の心と体はつながっている

友だちが具合が悪そうにしていたら、あなたはどうしますか？ 「どうしたの？」と声をかけ、休ませたり病院に連れて行ったりするでしょう？ 自分にも、それと同じことをしてあげてください。

心と体はつながっています。ヴァージナル・セルフケアでリラックスすれば、体の声を素直に受け入れる心のゆとりも生まれます。肌荒れがひどい、生理が不順、肩凝りがつらい……。そんな声を「忙しいから仕方ないでしょ！」なんてはねつけず、「つらかったね」と受け止める。そして、どうしてそうなったのかを考え、今のつらさをやわらげるためにできることをしていきましょう。

ヴァージナル・セルフケアは、**自分にやさしい生き方への第一歩。そして自分を思いやることこそ、年齢を重ねても色あせない美しさをつくる最強の手段です。**

Willのある
ケアの可能性は無限大

ヴァージナル・セルフケアは、一回で体が変わる！　という種類のものではありません。効果を実感するためには、毎日の習慣として続ける必要があります。

新しいことをスタートし、毎日続けていくのは、ちょっと大変。日々のケアは心地よいものですが、慣れないうちは抵抗があったり面倒に感じることもあるでしょう。習慣として定着させるために欠かせないもの、それは自分のWill（意志）です。

ヴァージナル・セルフケアは、体に着火する作業。リラックスして眠ることで、体に備わっている自然治癒力が本来の力を発揮し始めます。でも、一日ですべては終わりません。不具合を修復し、自ら美しくなれる体に変わっていくためには、着けた火を燃やし続けなければ！　その際の燃料となるのが、Willなんです。

なんのためにヴァージナル・セルフケアをするの？　どうなりたいの？

この問いの答えが、あなたのWillです。「夢を叶えたい」「もっと日々ワクワクときめきたい」「愛される体を手に入れよう」などという思いがあれば、毎日欠かさずにケアをするモチベーションを保てるはずです。

同時に、こうしたWillは、ヴァージナル・セルフケアの効果を引き出すために必要なものでもあります。その理由は、心と体はつながっているから。「より幸せな未来」を思い描き、身を委ねることで体はきちんと応えてくれるんです。

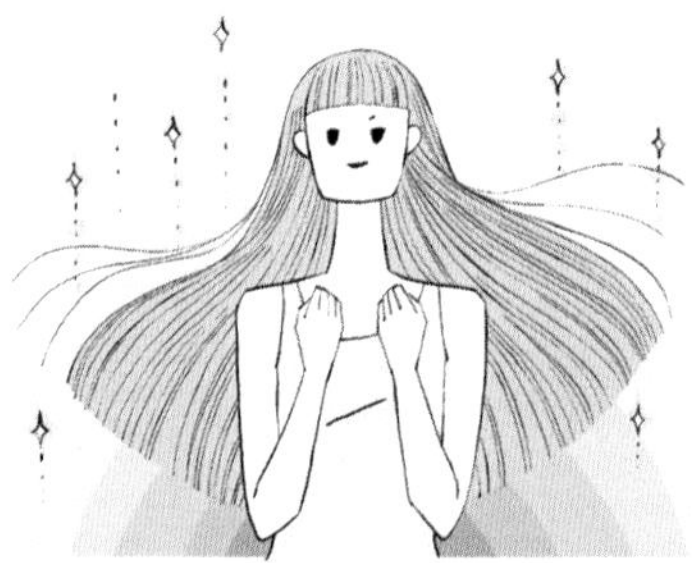

他力本願のケアには限界がある

エステティック・サロンに行ったり、サプリメントや化粧品を使ったりするケアにも、もちろん効果はあります。でも、どんなに良いものでも他力本願の無責任なケアには限界があります。

体の外側から何かを取り入れるケアは、「自力で修復できる健康な体」という土台があってこそ、本来の効果を発揮するもの。冷えて疲れてストレスまみれのままでは、そのお金と時間の投資の見返りはあまり期待できません。

体と同時に心のケアができるのも、ヴァージナル・セルフケアの大きなメリットです。ケアを続けるうちに冷えてカチカチだった体が温まり、毎日、すっきりと朝を迎えられるように。**体の疲れも心のモヤモヤも一日単位でリセットすることが習慣になると、自然に**

考え方もポジティブになっていきます。

そして前向きな気持ちで過ごす一日を重ねていくと、将来の不安も小さくなっていきます。かたく縮こまり、あちこち不調を抱えていると、発想も後ろ向きになりがち。でも体にパワーと温かさが戻ってくると、気がかりなことがあっても「何とかなるわ!」なんて楽天的になれるものです。気持ちが前向きだと、不思議と周りから手助けしてもらえたり、ラッキーなことが起こったり。気が付くと、本当になんとかなっちゃった! なんてことが起こるんです。

疲れた体で生きるか、元気に楽しく生きるか。
不安を抱えて生きるか、毎日をポジティブに生きるか。

ヴァージナル・セルフケアで心身のコンディションを整えることは、これからの人生を自分でセレクトしていくことにもつながるということです。

Willをもってケアを続ければいくらでも美しくなれる

雪だるまをつくる時は、まず手のひらサイズの雪玉をつくり、それを転がして大きくしていきますよね。ただし、この作業には「芯となる雪玉」と「地面に積もった雪」の両方が必要。芯がなければ丸い形にならないし、地面の雪がなければ小さい雪玉を大きくすることができません。

ヴァージナル・セルフケアとWillも、まさにこの関係です。効果を出すためには、「なりたい自分」を目指す意志と毎日のケアが必要です。芯と雪があれば雪玉はいくらでも大きくすることができるように、Willをもってケアを続ければ、美しく健康になれる可能性は限りなく広がっていくんです。

リラックスしてぐっすり眠れば不調を自力でメンテナンスできる

私の友人に、数年前まで膝の痛みに悩まされていた人がいます。とくに冬は症状が悪化し、階段では手すりにしがみつかなければならないような状態でした。

つらそうな彼女に、私はヴァージナル・セルフケアをすすめました。最初は半信半疑だったのかもしれません。でもしばらくたった頃、ちょっと驚いた様子で、「とても楽になった！」と連絡がありました。

もちろん、日々の環境の違いや体調の波なども関係しているでしょう。でもその後、旅行中にオイルを忘れケアを中断したら痛みがぶり返し、帰宅して再開したら調子が良くなった、という話を聞きました。こうした例を見る限り、ヴァージナル・セルフケアがその日の膝の痛みをケアしている、と言えるのではないかと思います。

でも、ヴァージナル・セルフケアでマッサージを行うのは膣まわりだけ。膝をもみほぐすわけではないのに、どうして痛みが軽くなるの？　と不思議に思う人も多いでしょう。その答えこそ、私がすべての女性にヴァージナル・セルフケアをすすめる理由なんです。

体の修復作業の効率を上げれば不調も改善される

ヴァージナル・セルフケアは、肩が凝ったら肩をもみ、肌が荒れたらクリームを塗る、といった対処法とは考え方そのものが違います。

ヴァージナル・セルフケアによって、**正しい脳からの指令は、たとえば肌や髪をきれいにするという人間の目線の完成度を追いかけはしません。ただひたすら傷んだ細胞を修復**

させ、本来の順調な機能へと促します。その結果が、健康で美しく、快適な体と心をもたらします。

ですから、効果への実感は全身に及び、実に様々なのです。おもしろいと思いませんか？　頭痛薬や解熱剤と違う点です。

寝る前のケアで体が本来持っている力を引き出す

私の友人の膝の痛みが改善したのは、ヴァージナル・セルフケアによって、睡眠中の修復作業の効率を高めたからです。リサイクル工場の馬力がアップしたため、以前は手が回らなかった膝の修復がしっかり行われるようになったわけです。

膝が痛いから痛みを抑えて、内服薬や外科的に何とかしようとしても、限界があります。

でも、**脳におまかせするケアは万能。対処法を間違えることもなければ、副作用などの心配もありません。**

私も、ヴァージナル・セルフケアによって体が変わったことを実感しています。一番わかりやすかったのが、体温の上昇です。真冬でも電気毛布もエアコンもつけなくても体が温かく、パジャマの下は暑くてとてもはいて寝られなくなったほどです。

どうやら私のリサイクル工場は、毎日フル稼働してくれているようです。おかげで、ここ数年まったくの医者いらずで、60歳半ばまで生きてきて、今の自分の体の使い勝手が一番良いと実感しています。ロングヘアーにしていますが、髪の状態も今が一番良く、髪に艶があります。これって、すごくないですか？

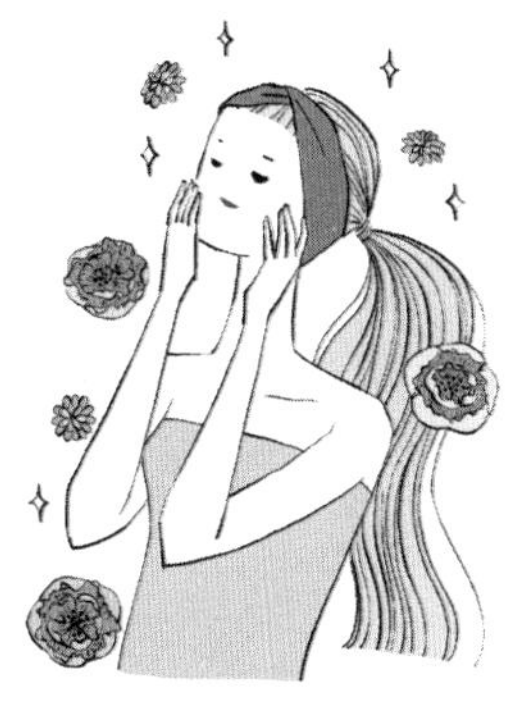

質の良い眠りを手に入れるための心得

睡眠は、ヴァージナル・セルフケアの最重要ポイント。心と体の疲れをとってリフレッシュするためには、とくに寝入りばなの深い睡眠が必要です。

必要とする睡眠時間には個人差があるため、大切なのは「長さ」より「質」。寝付きがよくて熟睡感があり、朝すっきり目覚めることができれば、良い睡眠がとれていると思ってよいでしょう。

眠りには、深い眠り（ノンレム睡眠）と浅い眠り（レム睡眠）があります。個人差はありますが、「深い眠り→浅い眠り」を一セットとして90分ほどのサイクルで繰り返すのが一般的。さらに、朝が近づくほど一セットの中の浅い眠りの割合が増えていきます。

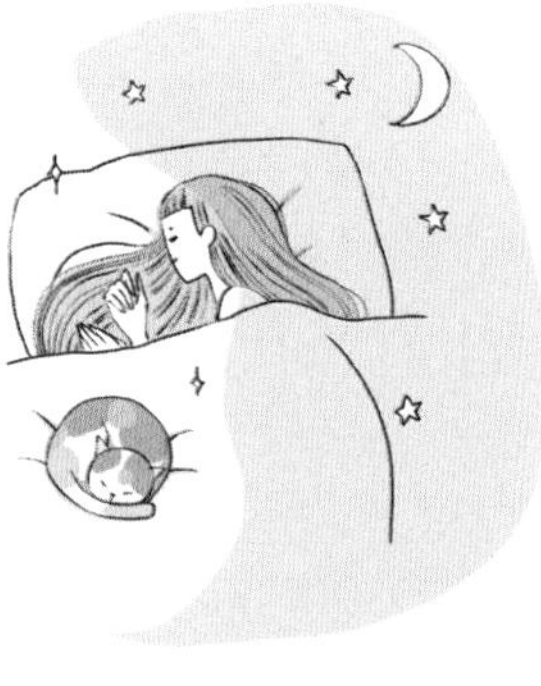

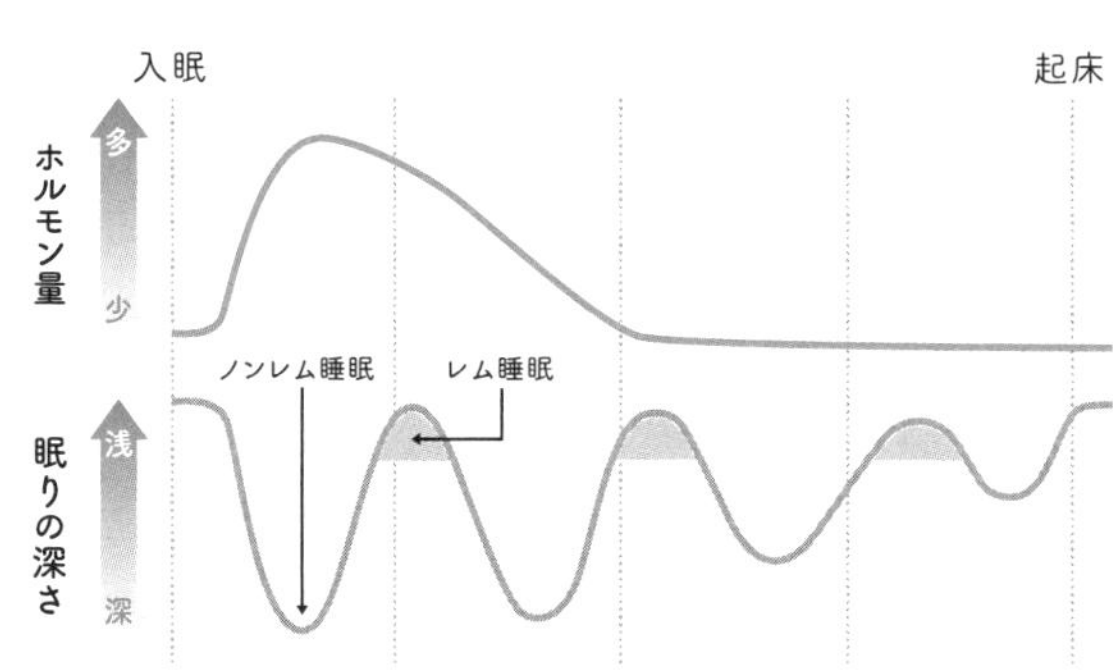

体の修復に欠かせない成長ホルモンは、おもに深い眠りの間に分泌されます。とくに分泌量が多いのが、最初の眠りの間。つまり、ここで深く入眠できるかどうかで体の修復の度合いが変わってきます。

理想は、ベッドに入ったらスーッと深い眠りに入っていけること。お休み前にヴァージナル・セルフケアを行うのはそのためでもあります。ただし、年齢を重ねるほど気持ちよく眠ることは難しくなります。眠りを妨げる原因を考え、良質な睡眠をとるための工夫をすることも大切です。

ぐっすり眠るためのポイント①

入浴で体温調節

ヴァージナル・セルフケアのお約束は、寝る前に行うこと。その理由は、入浴もマッサージも、質の良い睡眠につなげるための準備でもあるからです。

ゆっくりお風呂につかるのが大切なのは、じっくりと体を温め、同時にリラックスするためです。お湯の温度は、ややぬるいと感じるぐらいが適温。温度が高すぎると交感神経が活発になり、リラックスどころではなくなってしまいます。ぬるめのお湯で緊張をほぐし、20~30分ほど時間をかけて体の芯まで温めてください。

お風呂に入れば、体温が上がります。そして上がった体温が下がる時に、人は眠気を感じるんです。ただし、この時の目安となる体温は、体温計で測れる体の表面の温度ではなく、脳や内臓といった体の内側の温度（深部体温）です。

深部体温が下がり始めると、体内の熱を外へ逃がすために手足が温かくなります。お風呂から上がってスキンケアとヴァージナル・セルフケアをすませ、髪を乾かし終える頃にはほどよいタイミングになっているはず。手足が温かい間にベッドに入れば、すんなり寝付けると思います。

寝るまでに時間がかかったり寒かったりするせいで体が冷えてしまった時は、「手浴」や「足浴」を試してみても。洗面器にぬるめのお湯を入れ、手や足をつけるだけです。体が温まってきたのを感じたら、すぐにベッドに入りましょう。

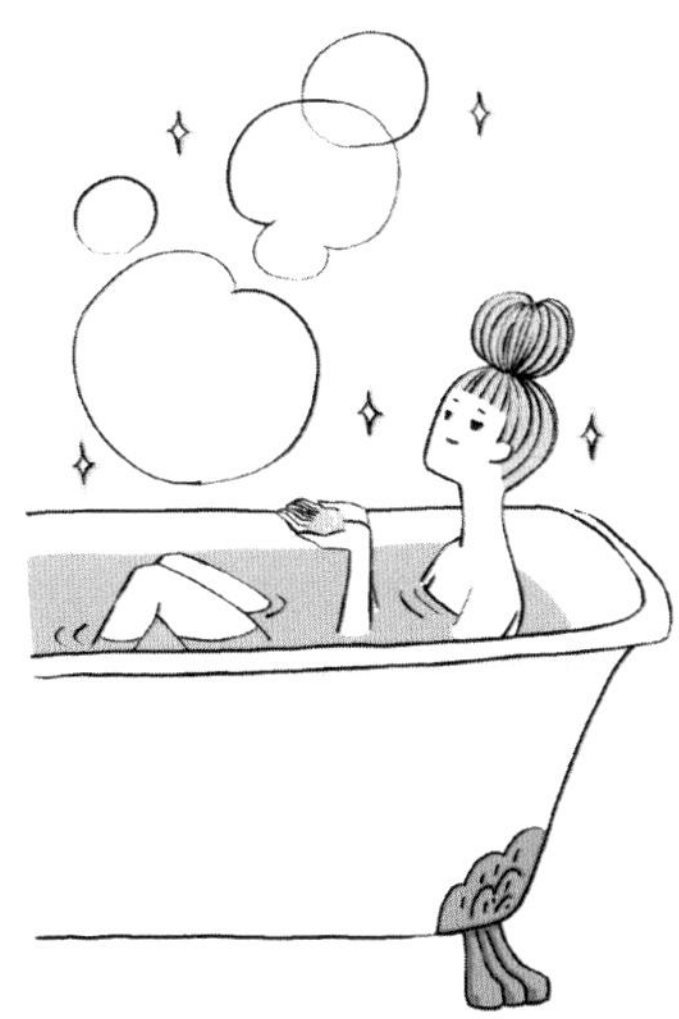

ぐっすり眠るためのポイント②

室内環境を整える

気持ちよく寝入り、そのままぐっすり眠るためには、室内環境を整えることも大切です。まずは、室温。快適に感じる温度には、個人差があります。目安は、布団に入った状態で、暑すぎたり寒すぎたりしないこと。夏や冬は、必要に応じてエアコンを使って室温を調節しましょう。

人の体は、季節によってコンディションが変わっています。夏には暑さや湿気、冬には寒さに適応する体になっているのです。そのため、夏と冬では室内の適温も変わってきます。「室温は20度!」などと数値で決めるのではなく、自分の体の声に耳を傾け、気持ちよく感じる温度をキープしましょう。

寝る時の服装は、肌触りがよく、体をしめつけないものがおすすめ。私は一年を通して、ワンピース型のものを愛用しています。女性には、寒い時期には靴下を履いて寝る人も多いのですが、眠りの質を優先するならはだしが理想。どうしても履く場合は、履き口がゆったりしたゆるめのものにしましょう。

マットレスや枕も、寝心地を左右します。大切なのは、寝返りを打ちやすいこと。「朝まで身動きひとつしないで寝る」のは、熟睡しているからではなく、動きにくいせいである場合がほとんどなんです。眠りにくさを感じているなら、枕やマットレスなどが体に合っているかどうかも確認してみるとよいと思います。

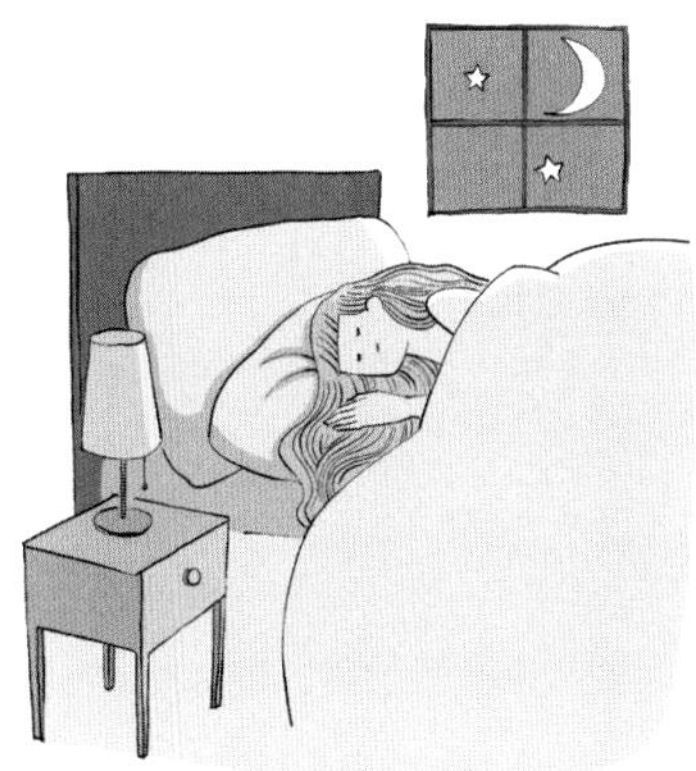

ぐっすり眠るためのポイント③

光の刺激を避ける

睡眠の質を上げたいなら、寝る時は室内を真っ暗にするのが正解です。室内が明るくても、目を閉じれば暗くなる？　実は、まぶたで視界が遮られても、脳は明るさを感じているんです。

眠けを感じさせるホルモン・メラトニンは、光を浴びると分泌量が少なくなってしまいます。そのため、明るい部屋では寝付きが悪くなったり、ぐっすり眠りづらかったり……ということが起こります。

照明を消しても寝室に屋外の明かりが入ってくる場合は、遮光カーテンを使うのがおすすめ。部屋を真っ暗にすることに抵抗がある人は、自分の許容範囲内で、できるだけ暗くすることを心がけてみてください。

眠る時や睡眠中だけでなく、寝る前の光とのつき合い方も重要です。あまり意識していない人も多いのですが、光は睡眠の質に大きな影響を及ぼすもののひとつなんです。朝から活動していれば夜は自然に眠くなりますが、明るい光を浴びると体が目覚め、活動に適した「テキパキモード」に逆戻りしてしまいます。

光の中でもとくに避けたいのが、ブルーライトなどの明るく白っぽい光。気持ちよく眠るためには、寝る数時間前からは室内の照明の明るさや色に気を配るのが理想です。パソコンやスマホの明るい画面を見るのも避けましょう。

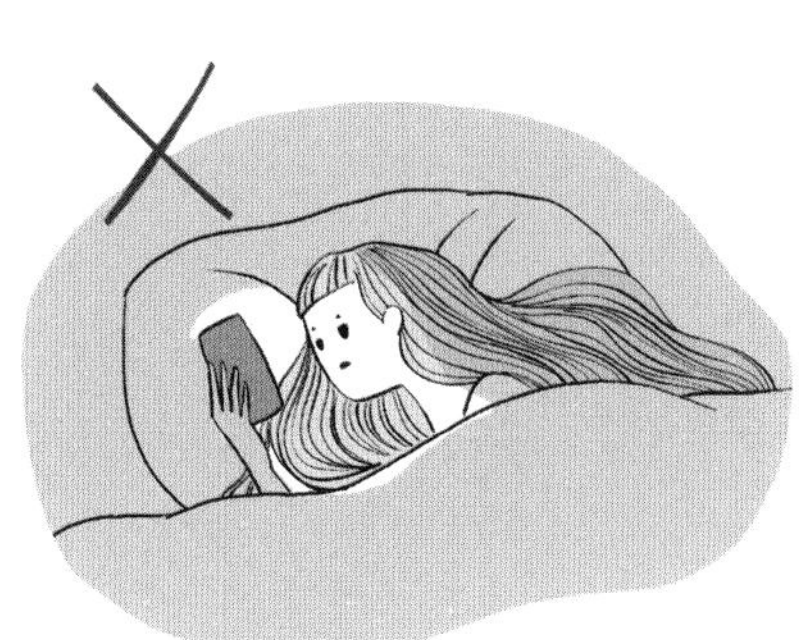

ぐっすり眠るためのポイント④

リラックスする

ぐっすり眠るために欠かせないのが、リラックスすること。副交感神経が活発になると睡眠の質が良くなり、成長ホルモンもしっかり分泌されて体の修復が進む……。こうした**「美と健康のプラスのスパイラル」の入り口が、昼間の「テキパキモード」を休息に適した「ゆるゆるモード」に切り替えること**なんです。

寝る前のタイミングでヴァージナル・セルフケアを行うのも、そのためです。「さあ、リラックスするぞ！」と思うだけでリラックスできる人はいないので、入浴やケアをしながら緊張をほぐしていくわけです。

ヴァージナル・セルフケアを続けていくと、「このケアをしたら、後は寝るだけ」というリズムが体と心にしみ込んでいきます。そうなると、毎日のケアが「テキパキ」から「ゆるゆる」への切り替えスイッチになるため、お風呂に入ってから寝るまでの時間を、くつろいで楽しめるようになるでしょう。

リラックスしたいのに緊張がほぐれない！　という人は、香りや音を利用してみるのもおすすめです。アロマテラピーに使われる精油などを使って、寝室に好みの香りをほんのり漂わせたり、ゆったりした音楽や自然の音を小さな音で流したり……。香りや音は、脳の感情を司る部位に直接働きかけるため、気分をコントロールするのに有効だといわれています。

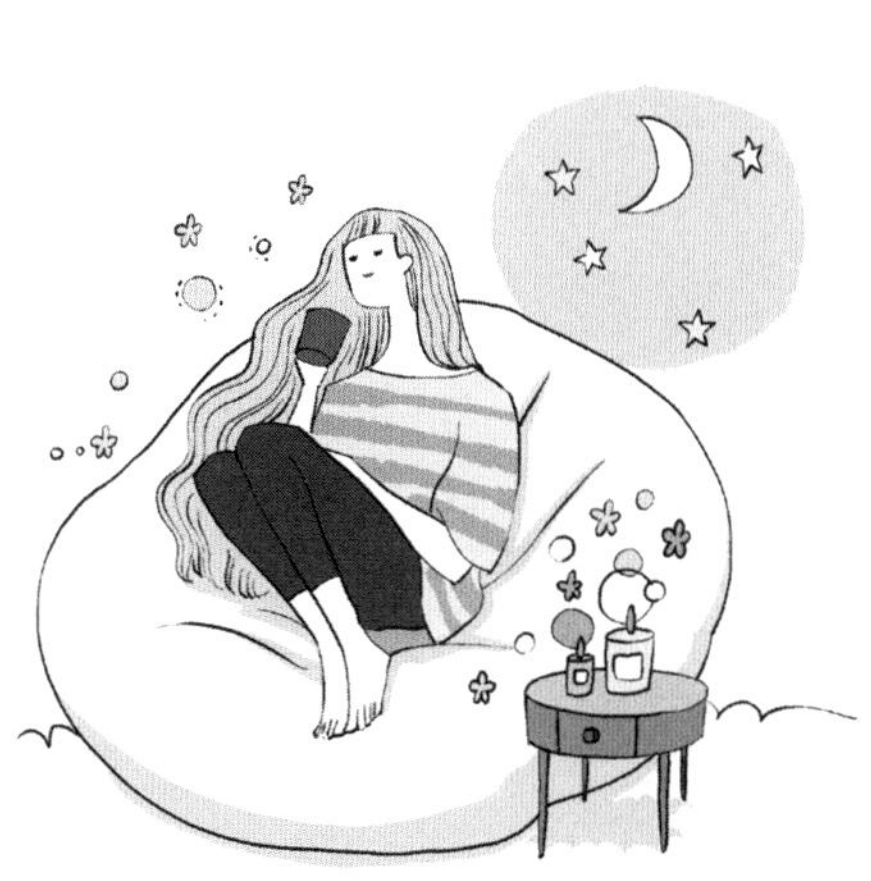

ぐっすり眠るためのポイント⑤

体内時計を整える

人の体には、「昼間は活動して夜は休む」という時間割が組み込まれた「体内時計」が備わっています。ただし、一日がきっちり24時間なのに対し、体内時計は約25時間が一サイクル。そのため、毎日リセットする必要があるんです。

そのために欠かせないのが、**午前八時頃までには起きて、朝日を浴びること。**朝日を浴びると体内時計がリセットされ、新しい一日がスタート。昼間の活動に備えて、体が「テキパキモード」に変わっていきます。

そして起きてから14〜15時間たつと、眠気にかかわるホルモン・メラトニンの分泌量が増加していきます。これによって体が休息に適した「ゆるゆるモード」になり、眠りに入っていくわけです。

つまり、夜、体を「ゆるゆるモード」にしてぐっすり眠るためには、朝きちんと起きる必要があるということです。よい睡眠習慣を身につけるためには、**夜更かしした翌日もいつもと同じ時刻に起きるのがポイント**です。

「疲れをとりたいから」と週末に朝寝坊するのも、逆効果。睡眠のリズムを乱し、かえって体に負担をかけてしまいます。昼寝をする時も、ちょっと注意が必要です。長く眠ると、脳が目覚めた時を「朝」だとカン違いしてしまいます。昼寝をする時は必ずアラームをかけ、15分から30分ほどで切り上げましょう。

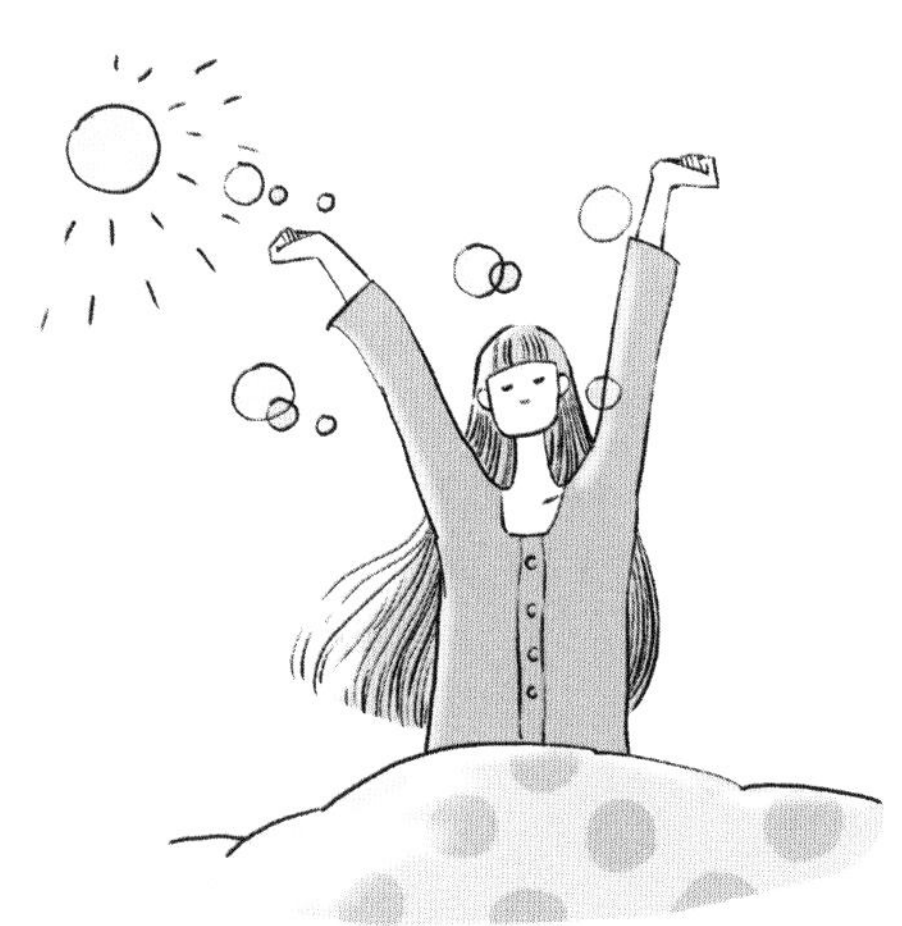

血行改善&将来への備えのために骨盤底筋の張りをキープ

ヴァージナル・セルフケアのマッサージは、膣の周辺～会陰（膣と肛門の間）～肛門まわりを中心に行います。現代女性の多くは、膣まわりが血行不良になっています。

一日の多くの時間を座って過ごすために腰回りの血流が滞り、膣も鼠蹊部（足の付け根）も圧迫されます。そのため、膣まわりにも十分な血液が流れ込まず、冷えてカチカチに凝ってしまうんです。

今のように生活が便利になる前、女性はもっと動いていたはず。わざわざマッサージをしなくても、膣まわりは良い状態だったでしょう。時代を超えた「膣まわりコンテスト」があったら、現代女性は江戸時代の女性に完敗すると思います。

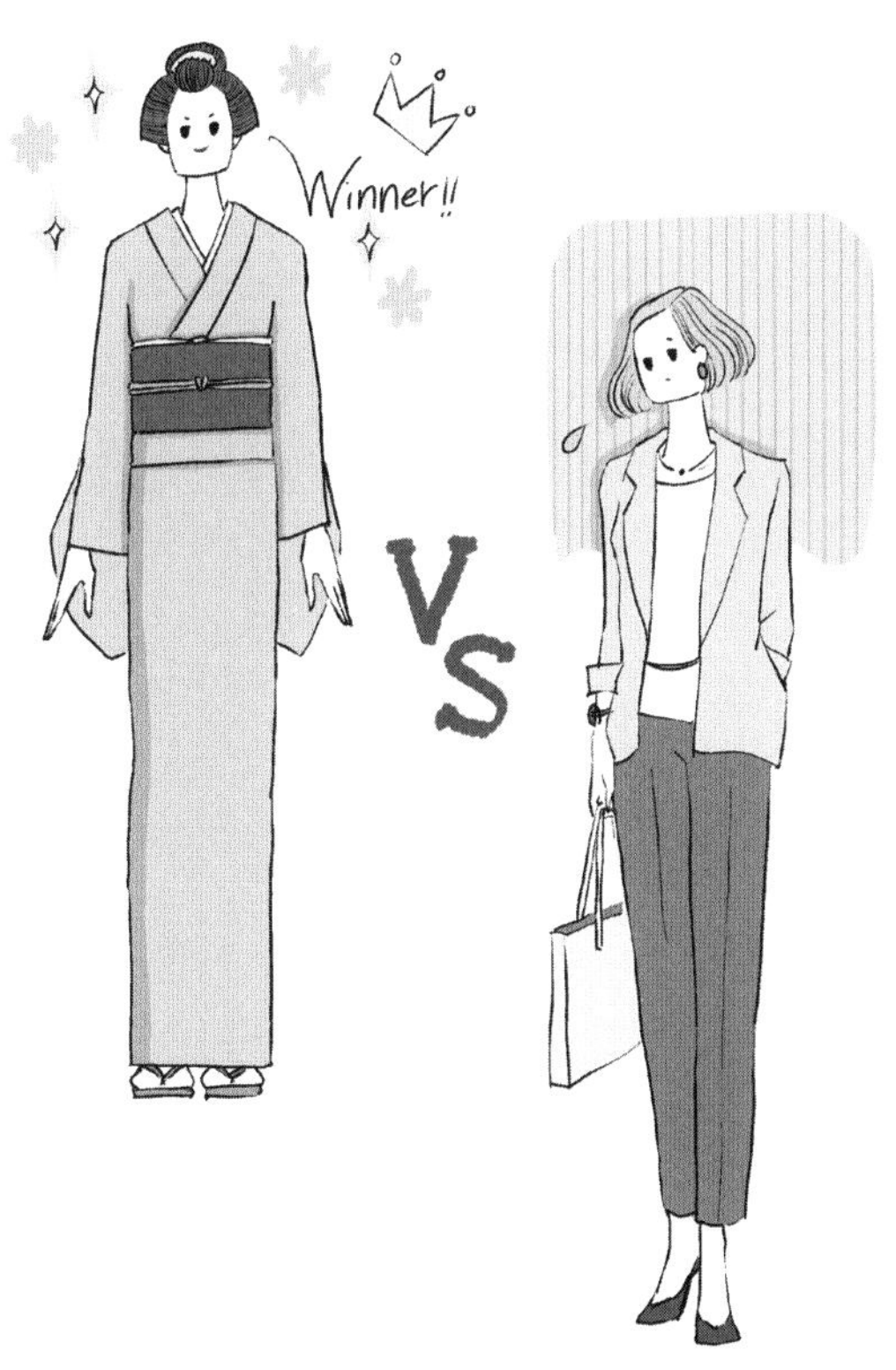
Winner!!
VS

膣まわりの血行を良くするマッサージに骨盤底筋の筋トレをプラス

マッサージの際、とくにていねいにケアしたいのが、「骨盤底筋」につながっている会陰周辺です。骨盤底筋とは、文字通り「骨盤の底」にある筋肉のこと。子宮や膣、直腸といった臓器を、ハンモックのように支えています。

年齢を重ねて骨盤底筋が弱くなると、尿漏れを起こしやすくなり、子宮脱（子宮の一部や全部が膣の外に出てしまうこと）などの原因にも。こうした不調を防ぐためには、日ごろから骨盤底筋をきたえる意識を持つことが大切です。

骨盤底筋は、若い頃には厚切りベーコンのように弾力があります。でも何もしなければ、更年期を超える頃には筋肉量が減り、薄切りハムのような状態に。骨盤内の臓器を支えるには、あまりにも頼りない姿になってしまいます。

骨盤底筋の張りを保つためには、ジョギングなどよりもピラティスやスクワットなど筋トレがおすすめ。毎日のマッサージで膣まわりの血行が改善されていれば、筋トレの効果も現れやすくなりますよ。

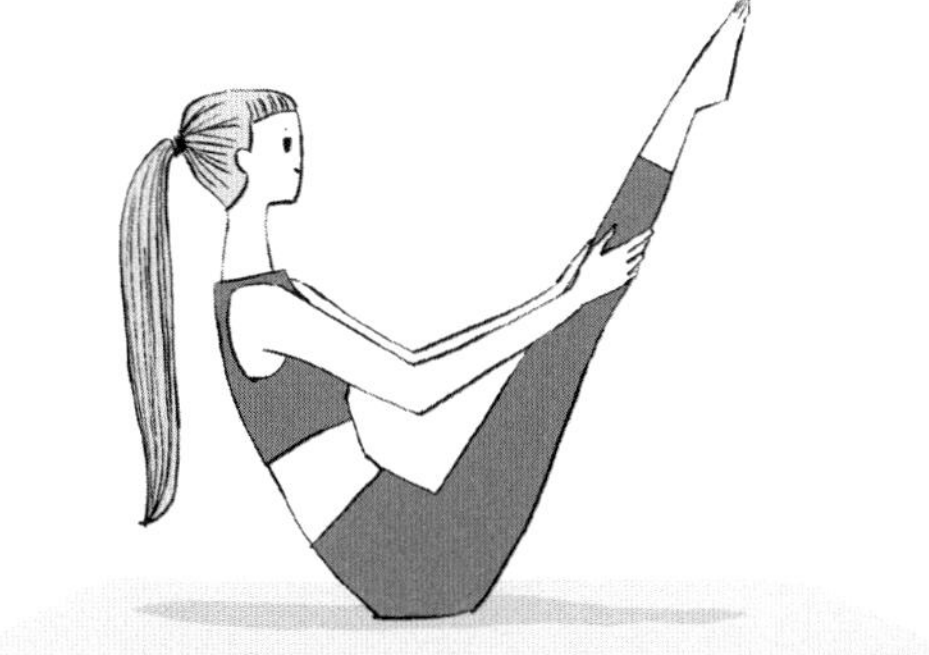

ヴァージナル・セルフケアにちょこっとプラス 簡単！ 骨盤底筋トレーニング

骨盤底筋の筋トレには、さまざまなものがありますが、ここでは、私が実際に行っているものをいくつか紹介します。簡単にできて、無理なく続けられるものを選んでいるので、自分に合いそうなものを試してみてください。

筋トレは、息を止めることなく、ゆっくり呼吸をしながら行いましょう。また使っている筋肉を意識することが重要です。

筋トレをする際の注意

- 体調が悪い時や体に痛みがある時は行わない。
- 食後すぐに行うのは避ける。
- 回数などにこだわらず、無理のない範囲で行う。
- 自然に呼吸しながら行う。

TRAINING

1

仰向け引き締めトレーニング

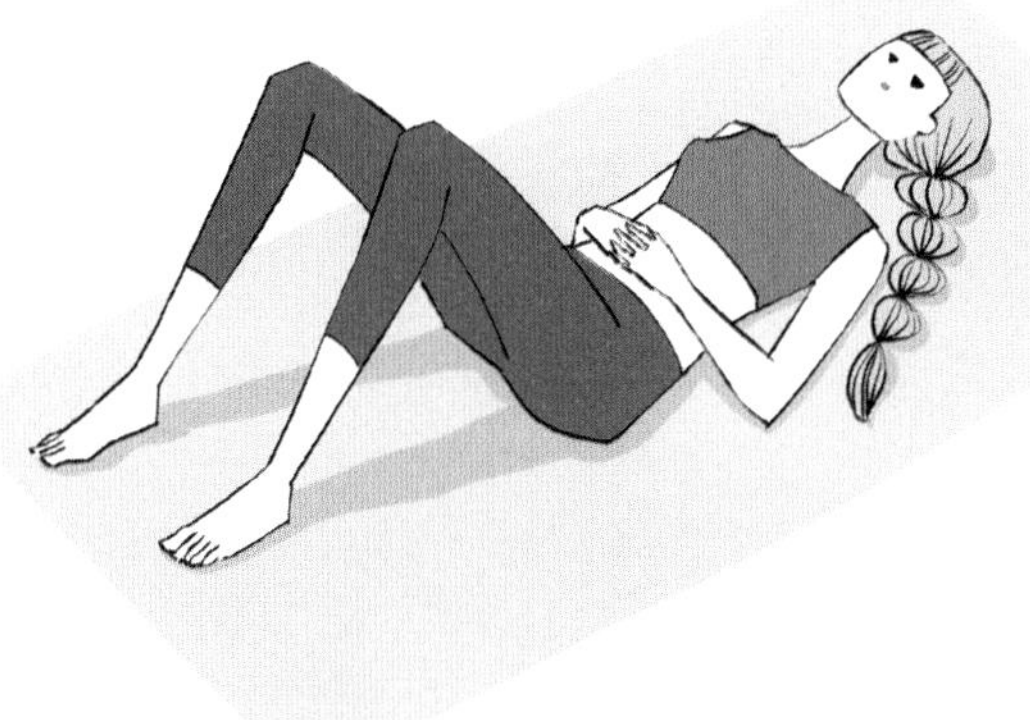

❶ 仰向けに寝て、足を少し開いて膝を立てる。

❷ 膣、尿道、肛門をぎゅっと締めるように力を入れ、
5〜10秒キープする。

❸ 5〜10秒リラックスする。

❹ 数回繰り返す。

TRAINING
2
座って引き締めトレーニング

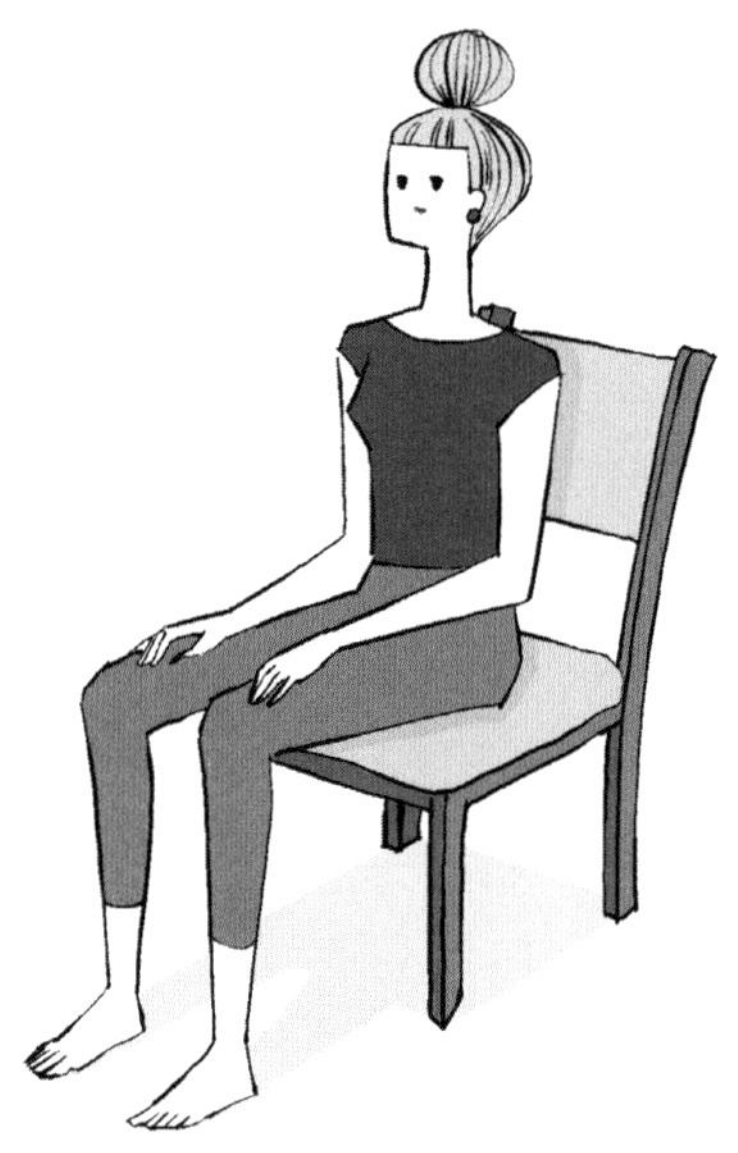

❶ 背すじを伸ばし、椅子に浅めに座る。足は肩幅に開いて床につく。

❷ 膣、尿道、肛門をぎゅっと締めるように力を入れ、
5～10秒キープする。

❸ 5～10秒リラックスする。

❹ 数回繰り返す。

TRAINING

3

ヒップリフト

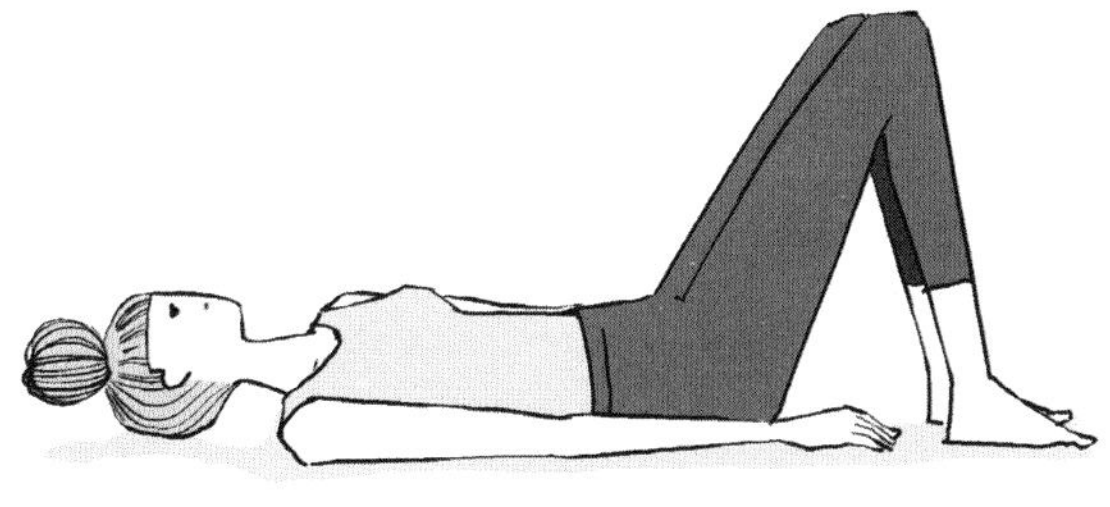

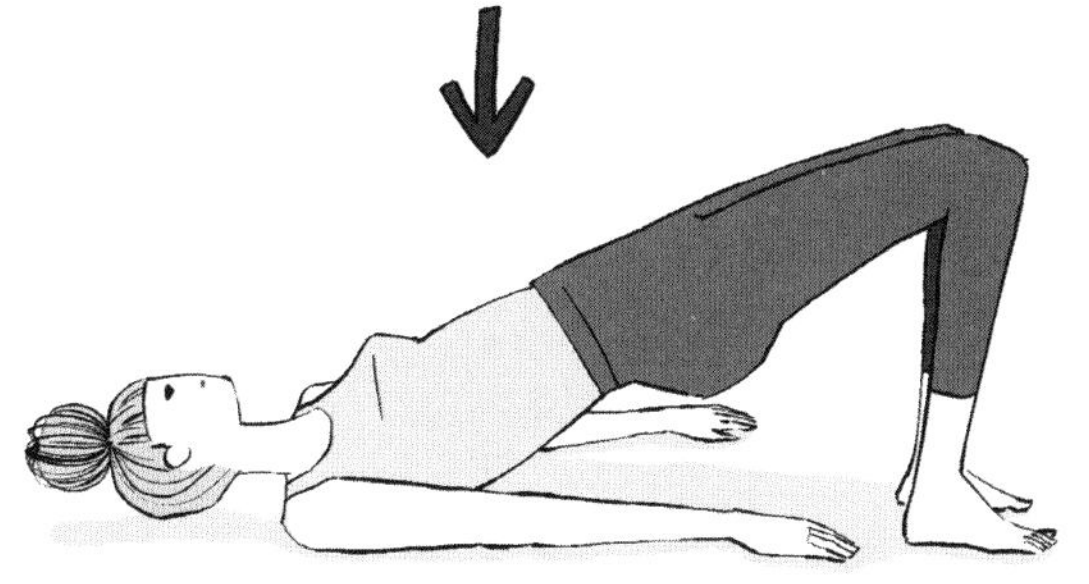

❶ 仰向けに寝て両手を体の両側につき、足を少し開いて膝を立てる。

❷ ゆっくりとおしりをもち上げ、おしり全体にぎゅっと力を入れる。

❸ 5〜10秒キープし、ゆっくりと元の姿勢に戻る。

❹ 数回繰り返す。

TRAINING
4
骨盤ランジ

股関節の柔軟性を高めるトレーニング

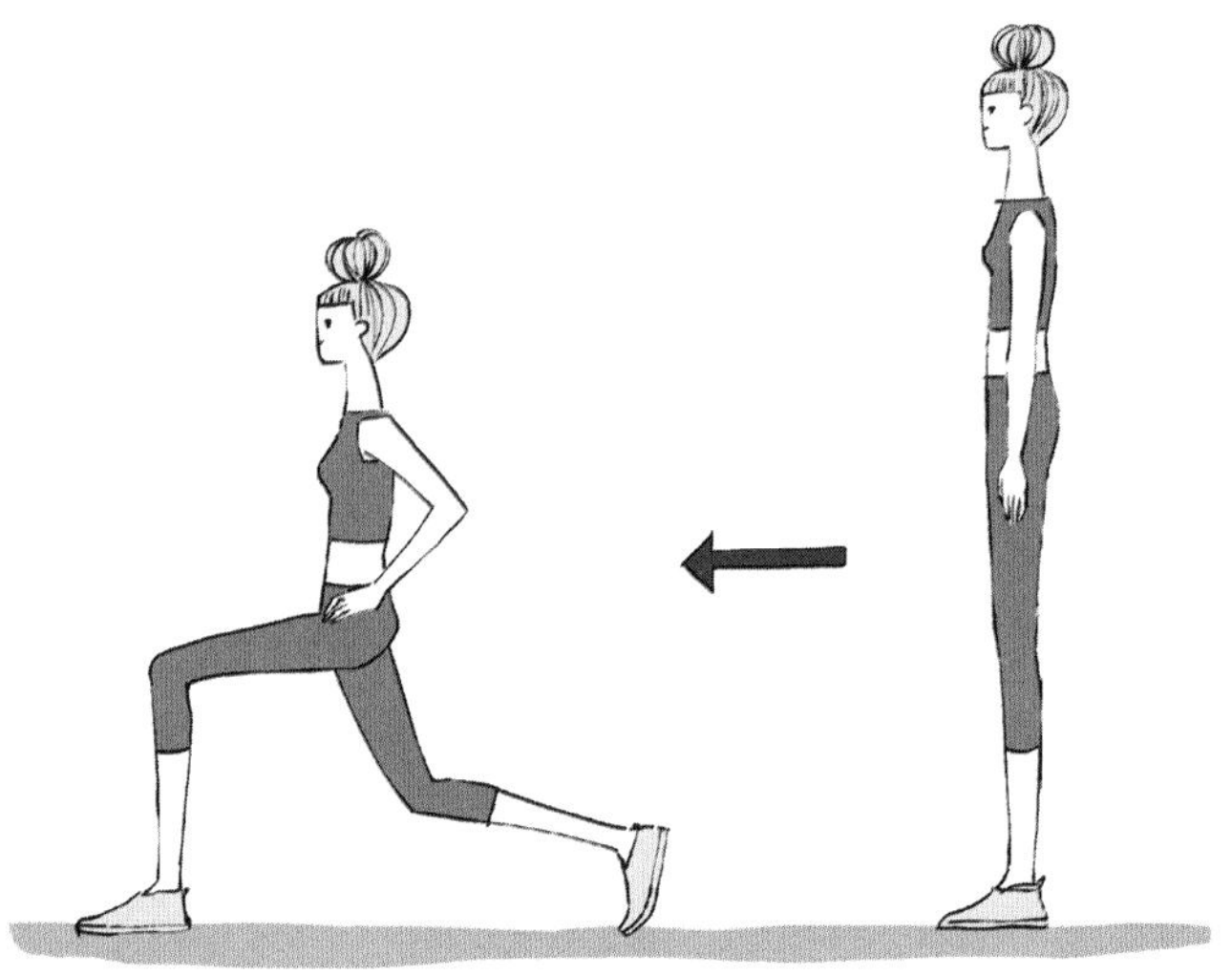

❶ 右足をゆっくりと1歩踏み出し、数回腰を落とす。
右足の膝がつま先より前に出ないように注意する。

❷ ゆっくりと元の姿勢に戻る。

❸ 左足も同様に。左右交互に数回繰り返す。

TRAINING
5
ゆるめのスクワット

❶ 足を肩幅に開いて立つ。

❷ 背中を伸ばしたままおしりを突き出すように腰を落とす。
曲げた膝がつま先より前に出ないように注意する。

❸ ゆっくりと元の姿勢に戻る。

❹ 数回繰り返す。

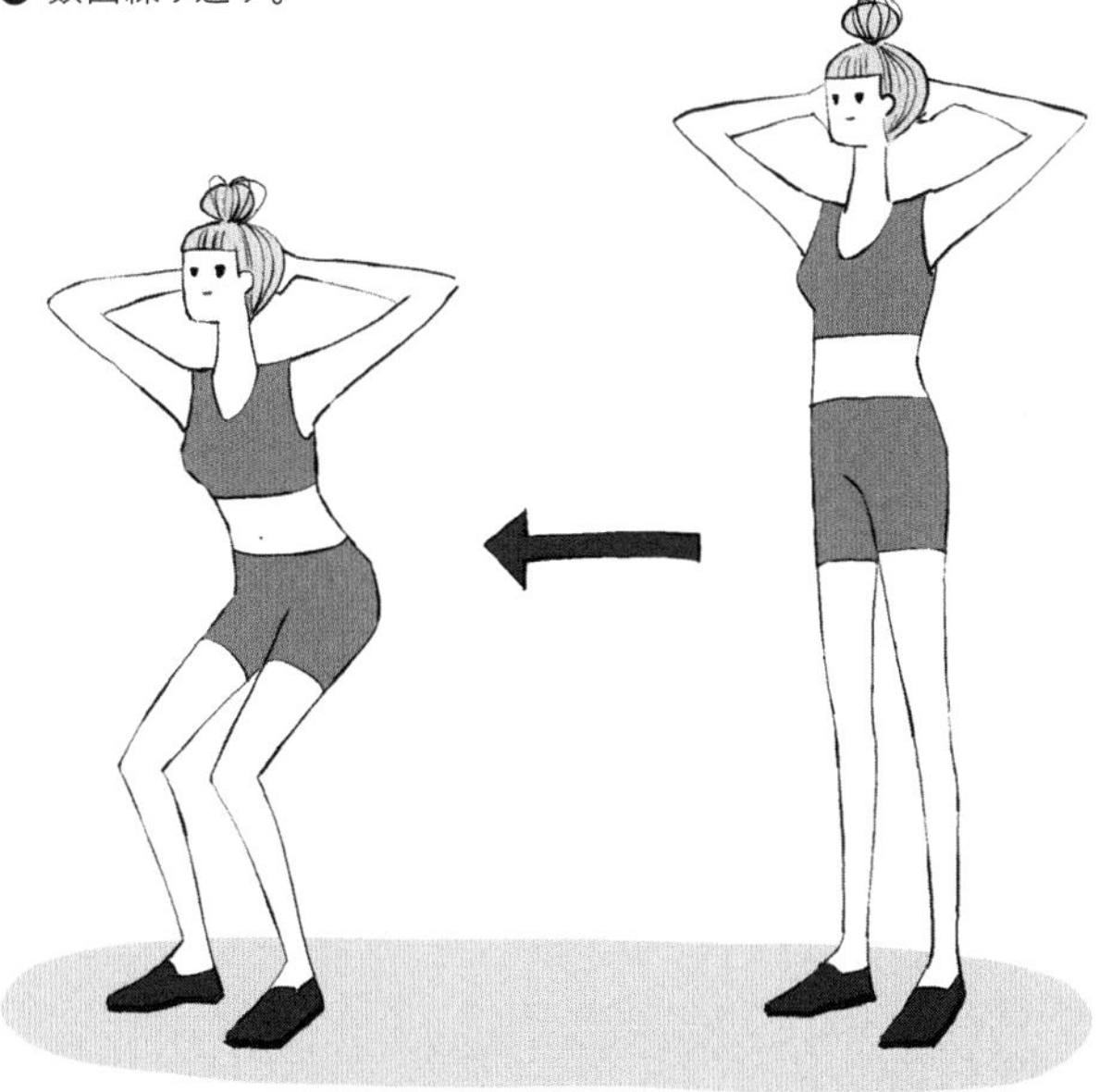

※慣れていない人は、椅子の背などに手をおいて行うとよい。

コラム2

ヴァージナル・セルフケアのためのマッサージオイルを選ぶなら……

ヴァージナル・セルフケアに欠かせないのが、マッサージ用のオイルです。マッサージをスムーズに行うためのものなので、好みのアイテムを使って構わないのですが、できれば使用感以外にも目を向けて選んでみてください。

私のおすすめは、添加物等が含まれない良質の植物性オイル。安全性の高さはもちろん、植物が持つ天然のパワーが体に働きかけることによって、毎日のマッサージにプラスアルファの効果も期待することができるからです。

膣まわりは皮膚が薄く、経皮吸収率がとても高い部位。オイルに含まれる成分が効率よく体に取り入れられていくため、せっかくなら質の良いものを使うのが賢い選択です。

ヴァージナル・セルフケアのメソッドをつくりあげる過程で、私はさまざまなマッサージオイルを試してみました。もちろん、良いものもたくさんありました。でも残念ながら、どれもパーフェクトではありませんでした。

女性の体について勉強するほど、私の理想は高くなっていました。そのため、何を使っても納得することができなかったんです。

自分が納得できるものは、自分でつくるしかない！　と気づき、数年かけて開発したのが、オリジナルのマッサージオイル「ルナフル」です。女性の体へのやさしさを最優先して原料選びからこだわったオイルは、毎日のヴァージナル・セルフケアにぴったりのアイテムだと思います。

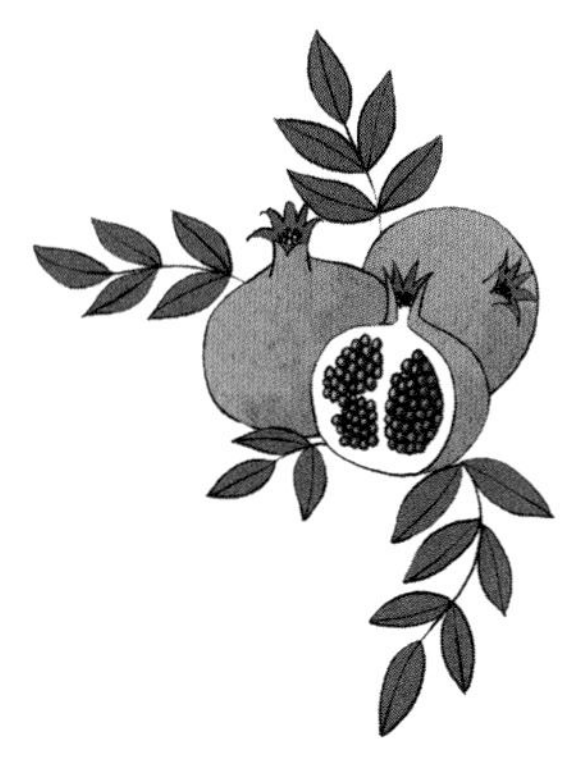

体にやさしいオイルって？

私にとっての理想のオイル「ルナフル」を開発する際には、5つのポイントにこだわりました。

❶ **植物の「種の油」で、しかも食されるもの**

何千年もの間、命をつないできた「種子」のパワーは、はかり知れないものがあります。数百種類ある植物オイルから、食されてきた種子油にこだわりました。

❷ **農薬・化学肥料を用いないオーガニックまたは自生のオイルであること**

名称は同じでも、ランクは様々。日本で入手できるものでは飽き足らず世界中から良質なオイルを入手しました。

❸ **有効成分のみを使用し、ベースオイルを不使用**

一般的な化粧品は有効成分の配合率はほんの数％。ルナフルは女性ホルモン様作用のあるザクロ種子油を50％近く配合し、それ以外も月見草オイルなど有効成分のみを使用。

❹ナチュラルな方法で精製すること

パワーのあるオイルには独特の匂いが。それを薬品や熱処理をしてしまうと有効成分は損なわれます。特殊なテクノロジーを用いて、有効成分をそのまま残す、ていねいな精製方法にこだわりました。

❺使い切りタイプのカプセルを使用

どんなに良いオイルでも酸化しては逆効果に。海藻由来のカプセルに入れ、使い切りタイプにすることで、安全性を高めました。

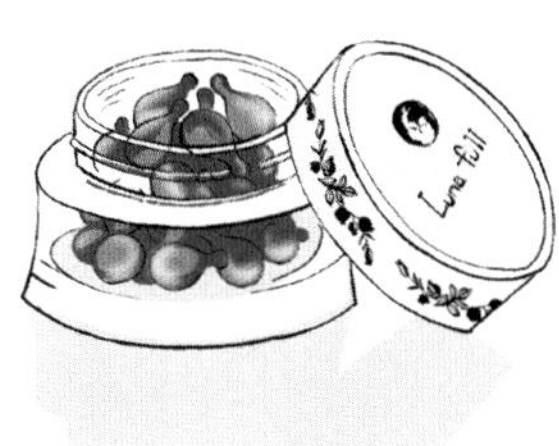

オイルの成分事典

ザクロ種子オイル

女性ホルモンの一種・エストロゲンと似た働きをする物質が含まれています。また、ザクロにしか存在しないプニカ酸（オメガ5）という脂質が、細胞の増殖・活性化をサポート。スキンケア効果も期待することができます。

「ルナフル」に配合

ピスタチオオイル

含まれる脂質の約90%が、体に良い働きをもつ不飽和脂肪酸。不飽和脂肪酸は構造の違いで数種類に分けられますが、らせてくれます。オメガ3など体に良い働きをもつ不飽和脂肪酸も含まれています。

「ルナフル」に配合

セサミオイル

オメガ6、オメガ9などの不飽和脂肪酸が含まれています。ビタミンEに加え、ゴマの成分であるセサミン、セサモールなども細胞の老化防止に役立ちます。

「ルナフル」に配合

トマトシードオイル

体に良い働きをもつ不飽和脂肪酸やビタミンEが豊富。妊活にも良いとされ、トマト種子の成分・リコペロサイドHは、肌を健康に保つ成分として注目されています。

「ルナフル」に配合

ピスタチオオイルには、オメガ3、オメガ6、オメガ7、オメガ9などがバランスよく含まれています。

「ルナフル」に配合

月見草オイル

「King's cureall（王の万能薬）」とも呼ばれ、北アメリカやヨーロッパで民間治療に幅広く使われてきました。オメガ6が含まれており、PMSや更年期障害、アトピー性皮膚炎などのサプリメント類にも配合されています。

「ルナフル」に配合

ローズヒップオイル

美肌効果の高いビタミンAやビタミンCが豊富。細胞の酸化を防ぎ、老化を遅

アルガンオイル

モロッコだけで育つアルガンツリーの種からつくられる貴重なオイルです。老化防止に役立つビタミンEや各種の不飽和脂肪酸が含まれています。

グレープシードオイル

豊富なビタミンEに加え、レスベラトロールなどぶどう由来の成分が豊富。細胞の酸化を抑え、老化を遅らせる効果を期待することができます。

＊マッサージオイルは、各製品の使用上の注意に従って使用してください。
＊肌に合わない場合は、すぐに使用を中止してください。

ヴァージナル・セルフケア
経験者のストーリー

女性特有の悩みを、長年抱えてこられた方の中には
ヴァージナル・セルフケアと出会って人生が激変した、
という方も少なくありません。
症状の改善はもちろん、今後の人生を前向きに生きられそうだ、
というお声もたくさんいただきます。
ヴァージナル・セルフケア経験者のストーリーを
ほんの一部ですが、ご紹介いたします。

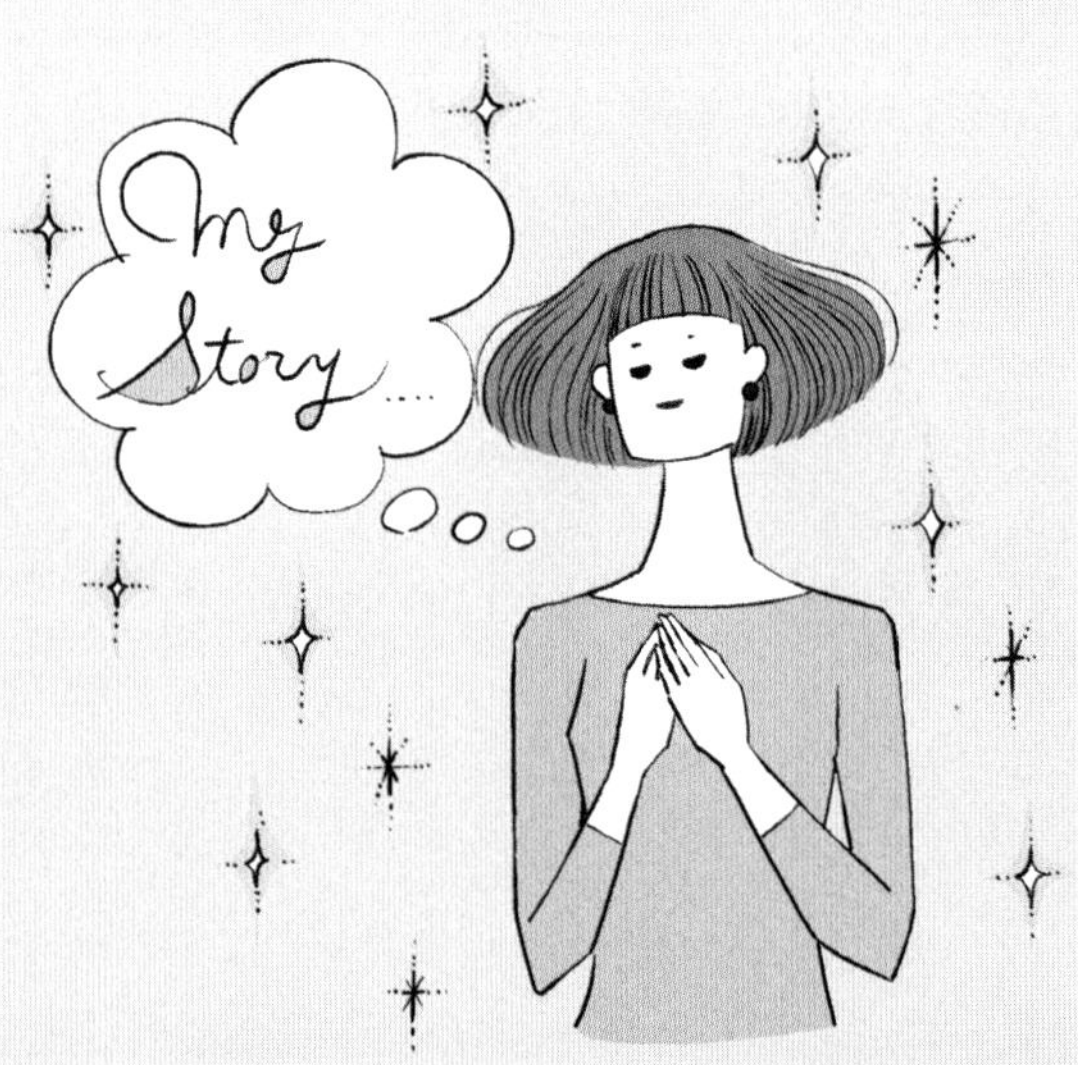

経験者のストーリー 1

愛知県　Y・Oさん（40代）のケース

ケアを始めて一カ月でつらかった生理痛から解放された

◆悩んでいたこと

深刻な生理痛に、15年ほど悩まされてきました。冷え性もひどかったため、婦人科に通院していました。病院で処方してもらった漢方薬などを飲み続けていましたが、実感できるほどの効果はありませんでした。

◆ヴァージナル・セルフケアによる変化

ヴァージナル・セルフケアを始めてから一カ月後の生理の時、生理痛がまったくありませんでした。その時は偶然かとも思ったのですが、翌月も、その次も痛みがなかったので、ヴァージナル・セルフケアの効果だと納得。気がついたら、冷え性もだいぶ改善されていました。

友人からは、「髪や肌がきれいになった」とほめられるように。その後、思い切って美容液やトリートメントをやめてしまいましたが、肌や髪の調子が悪くなることはありません。体調が良くなって肌や髪もきれいになり、おまけにスキンケア＆ヘアケアにお金もかからなくなって、とても得した気分です！

更年期症状が改善されて心身ともに上向きに

東京都　K・Aさん（50代）のケース

◆**悩んでいたこと**

40代から、生理不順やむくみ、だるさ、頭痛などが気になるようになりました。イライラして気分が落ち込むなど、メンタルも不安定でした。

対処法がわからず、長い間苦しんだのですが、後から考えてみると更年期症状。平均年齢よりも早めに症状が現れたため、更年期による体調不良であることに気づけなかったのです。

いわゆる更年期年齢になった頃からは、デリケートゾーンの乾燥や排尿時の痛みなども気になるようになりました。

◆**ヴァージナル・セルフケアによる変化**

お風呂上がりにヴァージナル・セルフケアをすると下半身がとても温かくなり、よく眠れるようになりました。デリケートゾーンに潤いが戻り、排尿痛はなくなりました。その他の更年期症状も改善されてきています。更年期年齢の方だけでなく、若い世代の女性にも、ヴァージナル・セルフケアをおすすめしたいです。

経験者のストーリー 3

肌や髪にうるおいが戻り女性力がアップした

広島県　K・Sさん（30代）のケース

◆悩んでいたこと

肌と髪の乾燥が、ずっと気になっていました。とくに髪は、カットやカラーを繰り返していたダメージもあり、パサパサの状態。トリートメントなどでセルフケアをしていましたが、あまり効果は感じられませんでした。

肌が乾燥しているせいか、デリケートゾーンも乾燥していたんだと思います。性交痛があることも憂鬱でした。

◆ヴァージナル・セルフケアによる変化

ヴァージナル・セルフケアは、女性ホルモンに作用するような気がします。ケアを始めて間もなく気づいたのが、胸に張りが戻ったこと。おりものもほどよく増えて、女性力がアップしたように感じました。

髪のコンディションもよくなり、肌やデリケートゾーンにも潤いが戻ったことを実感します。気になっていた性交痛もなくなり、パートナーと楽しめるようになりました。

経験者のストーリー 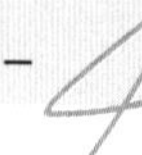

ＰＭＳが改善されて自分を大切にしようと思えるように

大阪府　M・Sさん（30代）のケース

◆悩んでいたこと

冷え性のため、いつも手足が冷たく、顔色も冴えませんでした。いちばんの悩みは生理に関することです。生理前の数日間は、ＰＭＳ（月経前症候群）でイライラ。生理が始まるとメンタルはやや落ち着くけれど、生理痛がつらい！　毎月、体のサイクルに振り回されていました。また、デリケートゾーンが乾燥し、かゆみが気になることもありました。

◆ヴァージナル・セルフケアによる変化

私の場合、ヴァージナル・セルフケアの効果は、じわじわと現れたように思います。変化に気づいたのは、開始から三カ月ほどたった頃。肌や髪にツヤが戻り、欠けたり二枚爪になったりしやすかった爪も丈夫になりました。

ＰＭＳに悩まされる期間も短くなり、イライラに振り回されず、自分ときちんと向き合ってみよう、と思えるように。「自分を大切にしよう」と、前向きな気持ちも生まれました。

経験者のストーリー 5

デリケートゾーンのトラブルや膀胱炎が改善された

埼玉県　H・Mさん（50代）のケース

◆悩んでいたこと

50代に入った頃から膀胱炎を繰り返すようになり、排尿時に痛みを感じることが増えました。膀胱炎がおさまっている時も、デリケートゾーンにかゆみを感じたり、においが気になることがあったり。膣まわりのさまざまなトラブルに悩まされていました。

トイレに行く回数も多く、夜中に目が覚めてしまうため、しっかり眠った気がしない日がほとんどでした。

◆ヴァージナル・セルフケアによる変化

ヴァージナル・セルフケアを始めてすぐに感じたのは、睡眠の質が上がったこと。入浴後のケアで、体が芯から温まります。とくに下半身に冷えを感じなくなったため、ぐっすり眠れるようになりました。

いつの間にか、デリケートゾーンの悩みもほとんど解消されています。膀胱炎を起こすこともなくなり、快適に暮らせるようになりました。

おわりに

今あなたは、人生100年という長いロードの、どの地点を走っていますか？

長い旅ですもの、色々とあって当たり前です。
つらいことでも、いつか乗り越えられる時が来ます。
その時のあなたは、確実にバージョンアップしています。
より幸せに向かう力は、他のだれかから与えられるものではなく、
すでにあなたに内包されているからです。

経験から言えることですが、
前頭葉で考える愛や生きる渇望は、たかが知れています。
抑えようとしても湧き上がる、その野生のパワーに火をつけるのが、
「ヴァージナル・セルフケア」。

がまんが美徳ではない。
まずは「自分を愛するという選択」。
それが、あなたの大切な人を幸せにする一番の近道です。

咲杖尚伽

SAKITUE公式ホームページ
ヴァージナル・セルフケアをはじめとする、フェミニンケアに関する情報をたくさん取り扱っています。「ルナフル」もこちらで購入が可能です。

ルナフル公式LINE
全身の美と健康につながるケアについての情報がたくさん！　ぜひ登録してご活用ください！

〈著者略歴〉

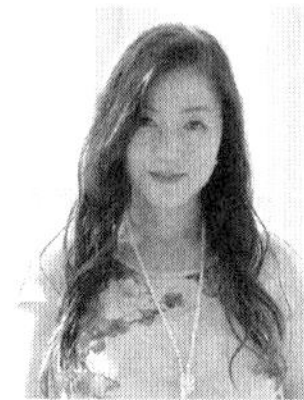

咲杖 尚伽　Naoka Sakitsue

美容家
ヴァージナル・セルフケア創始者
株式会社 SAKITUE 代表取締役社長
シロダーラ Brain SPA 咲杖　経営 / 施術者

1958年生まれ。大学卒業後、大手化粧品会社に入社。5年で東京支社チーフインストラクターに就任。美容を極めるために、エステティックの世界へ。「美脚サロン」で、美しいレッグラインには、骨格矯正・体質改善が必須と、身体の仕組みを徹底的に学ぶ。その後、有名ホテル内大手エステティックサロンの初代店長に就任。お客様もスタッフも最高レベルの中で、一流のおもてなしとは何かを学ぶ。40歳を迎えた年、美容のコンサルティングへとシフト。ドイツのオーガニックコスメと出会い、そのコンセプトと商品に魅せられ以後10年間、事業部のトップとして全国を飛び回ることに。初の女性役員にも就任し、充実した日々を送っていたが、自身の更年期による心身の変化を機に、女性の一生を応援することをライフワークにという想いで退社を決意。2016年に株式会社SAKITUEを設立。成長ホルモンに着目したサプリメント「Macafull(マカフル)」フェミニンケアオイルカプセル「Lunafull(ルナフル)」を製造販売。「女性の体と心が喜ぶ」商品を開発し続けている。
大好きなものは猫(男はきらしても猫はきらさない人生)、お酒(大好きなお酒がドクターストップにならないための自己管理の徹底)、料理(作っている時も幸せ)などなど、人生を楽しむ達人でもある。

装丁・本文デザイン／石濱美希
装画・イラスト／チブカマミ
校正／伊能朋子
編集協力／野口久美子
編集／坂本京子　阿部由紀子

内なる野生が目覚める
至福のちつケア

初版1刷発行　●2023年1月21日

著　者　咲杖尚伽（さきつえなおか）
発行者　小田実紀
発行所　株式会社Clover出版
〒101-0051　東京都千代田区神田神保町3丁目27番地8 三輪ビル5階
TEL 03-6910-0605
FAX 03-6910-0606
https://cloverpub.jp
印刷所　日経印刷株式会社

ISBN978-4-86734-119-3 C0077